产后生活宜与忌

主 编

陆素琴

副主编

谢英彪　董 燕　白 云

编著者

王 苓　罗景秀　张雪娟

宋志娇　贾小慧　朱鹏飞

李 瑶

金盾出版社

内容提要

　　本书详细介绍了产后身体变化、产后护理、产后营养、产后锻炼、母乳喂养、产后避孕、产后心理呵护、产后防病等产妇最关心的宜与忌。其内容丰富,科学实用,适合基层妇产科医师临床应用,也可供产妇及广大群众阅读参考。

图书在版编目(CIP)数据

　　产后生活宜与忌/陆素琴主编 . — 北京 ：金盾出版社,2012.12

　　ISBN 978-7-5082-7900-8

　　Ⅰ.①产… Ⅱ.①陆… Ⅲ.①产妇—妇幼保健—基本知识 Ⅳ.①R174.6

　　中国版本图书馆 CIP 数据核字(2012)第 230802 号

金盾出版社出版、总发行

北京太平路 5 号(地铁万寿路站往南)

邮政编码:100036 电话:68214039 83219215

传真:68276683 网址:www.jdcbs.cn

封面印刷:北京精美彩色印刷有限公司

正文印刷:北京华正印刷有限公司

装订:北京华正印刷有限公司

各地新华书店经销

开本:850×1168 1/32 印张:4.25 字数:95 千字

2012 年 12 月第 1 版第 1 次印刷

印数:1～7000 册 定价:10.00 元

(凡购买金盾出版社的图书,如有缺页、

倒页、脱页者,本社发行部负责调换)

前　言

产褥期，新妈妈全身变化较大，加上分娩时体力消耗，使母体抵抗力大大降低，容易发生疾病，或埋下疾病的祸根。了解产后生活的宜与忌，既有助于保证新妈妈的身体健康，也有助于保证婴儿的平安。

婴儿的到来，使新妈妈的整个世界变得杂乱无章。新妈妈在产后几周内会忙于适应新生活，体验这种全新的感受，要尽到做妈妈的义务，承担起做妈妈的责任，这段生活中有许多宜与忌要引起新妈妈的重视。哺育新生儿是一项艰辛的工作，特别是开始几周。哺乳是伟大母爱的充分体现，因为合理的母乳喂养至今仍是育婴的最佳方式，所以新妈妈在哺乳期的主要任务就是喂养、哺育婴儿。因此，新妈妈在这阶段要特别重视产后的生活，只有学会满足自己、丈夫和孩子的需要，才会感到自信，从而充分享受家庭生活的幸福与乐趣。看着婴儿健康地成长，这是新妈妈的最令人满意、最值得珍惜的经历。

《产后生活宜与忌》一书，是具有丰富临床经验的产科医生和妇幼保健专家共同撰稿而写成。本书从产后身体变化、产后护理、产后营养、产后锻炼、母乳喂养、产后避孕、产后心理呵护、产后防病八个方面，详细阐述了产后生活的宜与忌，介绍了多种具有实用价值和指导意义的好方法。

衷心祝福每一位新妈妈产后生活快乐，母婴平安健康。

作 者

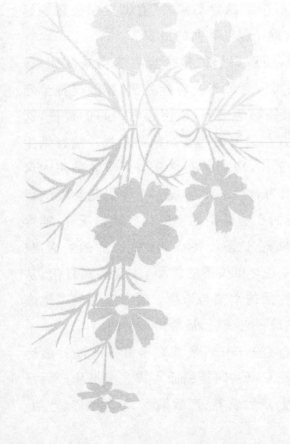

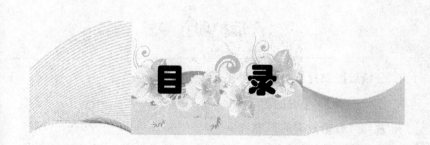

目 录

一、宜知产后身体变化

二、产后护理宜与忌

三、产后营养宜与忌

四、产后锻炼宜与忌

五、母乳喂养的宜与忌

目 录

六、产后避孕宜与忌

七、产后心理呵护宜与忌

八、产后防病宜与忌

目　录

一、宜知产后身体变化

1. 宜知产后子宫体变化

分娩后当胎盘排出子宫外时，子宫会立刻收缩，子宫底的高度会随着产后的天数而有改变。分娩后，子宫底高度降于脐平或脐下一指，产后第二天会稍高于脐，以后每日下降约一指宽度，约 2 周后子宫即下降至骨盆腔，从腹部无法摸到。约 6 周后，子宫即恢复至怀孕前之大小。产后应注意定时排尿，排空膀胱，以免影响子宫收缩，也可自行按摩子宫以帮助其收缩，按摩子宫后，若发现子宫仍大而软，并有压痛，是子宫复旧不全的症状之一，需立即请医师诊治。

产后子宫底的位置应在腹部正中，但因为怀孕时乙状结肠将子宫底推到右边，因此子宫底有时会偏右。子宫在产后可以自行清除粘于子宫壁上的物质，经由阴道流出类似经血和经血量差不多，有时量稍微多一点，称为恶露，刚开始 2～3 天，量多色红，渐渐的颜色会变淡红色，量少，到第十天后为黄色或白色。产后 4～6 周左右，多数已干净，若产后恶露量过多，有大血块，或产生恶臭，必须把这种情况告诉医师。这意味着子宫内受到了感染，应该接受治疗。

2. 宜知产后子宫内膜变化

胎盘和胎膜从蜕膜海绵层外部与子宫壁分离而娩出。留下来

1

的海绵层则厚薄不一,表面部分经过玻璃样及脂肪性变,然后坏死脱落,形成恶露的一部分经阴道排出。基底部则经过再生而形成新的子宫内膜功能层。在产后10天宫腔内其他部分均有新生的子宫内膜生长。

胎盘剥离的子宫创面收缩很快。开始时的直径约为7.5厘米,为一突出的毛糙面。14天时直径缩到35毫米。6周后直径约24毫米,仍稍突出。但表面不粗糙,基本恢复。

产后阴道排出的分泌物称为恶露,恶露分为三种:产后最初3~7天为"血性恶露",其量多、色鲜红,为含血液、小血块和少量坏死的蜕膜组织;以后逐渐变成"浆液性恶露",其颜色较淡,内含血液较少,但含有大量宫颈和阴道排泄液及细菌;产后2周左右,变成"白恶露",其内含有大量白细胞、蜕膜细胞、表皮细胞和细菌,呈淡黄色、量少。恶露一般在产后3~4周干净。产妇每天要注意观察恶露的量、颜色和气味。若恶露色污或有臭味,则提示有感染情况,必须及早诊治。

3. 宜知产后子宫颈变化

胎盘娩出后的宫颈外口呈环状如袖口,于产后2~3日,宫口仍可容纳二指,产后1周宫颈内口关闭,宫颈管复原。产后4周宫颈恢复至非孕时状态。分娩时常发生宫颈外口3点及9点处轻微撕裂伤,使初产妇的宫颈外口由产前圆形(未产型)变为"一"字形横裂(已产型)。

4. 宜知产后阴道变化

分娩时,因为胎儿通过而被撑开的阴道壁会肿胀并出现许多细小的伤口,分娩后1~2天排尿时感到刺痛,1周后恢复。扩大了的阴道产后第一天就能缩紧。其次,分娩时为使胎儿头部容易出来而施行会阴切开等手术。虽然分娩后切口被立即缝合,但有时伤口会在头1～2天痉挛而引起疼痛,不必担心。缝合的伤口可在4～5天内拆线。此外,骨盆底部的肌肉紧张,也会在4～8周左右得到恢复。

分娩后,阴道扩大,阴道壁肌肉松弛,张力减低。阴道黏膜皱襞因为分娩时过度伸张而消失。产褥期内,阴道肌壁张力逐渐恢复,但不能完全达到孕前水平。黏膜皱襞大约在产后3周开始重新出现。

5. 宜知外阴及盆底组织变化

分娩后,可引起外阴轻度水肿,2～3周内自行消失。如果注意局部清洁和护理,会阴部的轻度裂伤或会阴的切口,一般都能在4～5天内愈合。如果会阴重度裂伤或伤口感染,切口裂开会增加产妇的痛苦,需要2周甚至1个月后方可痊愈。

产后盆底肌肉及其筋膜由于扩张而失去弹力,而且常有部分肌纤维断裂。产褥期如果能够坚持产后运动,盆底肌肉可以恢复至接近孕前状态,否则就不能恢复原状。如果产后盆底肌肉及其筋膜有严重断裂,而产褥期又过早地干体力劳动,就可能导致产后阴道壁膨出,甚至引起子宫脱垂,造成长期的痛苦。

6. 宜知产后月经及排卵变化

产后月经和排卵的恢复,个人差异较大。一般不喂奶的产妇可在产后6～8周恢复月经,喂奶产妇月经恢复较晚,甚至整个哺乳期都不行经。第一次复经月经量往往较多,且多为不排卵月经,来过3～4次月经后,月经和排卵才恢复正常状态。

产妇喂奶时,宝宝吸吮乳头的刺激能反射性引起脑垂体不断释放催乳素,抑制卵巢排卵,不来月经。产后 1 个月内这种反应最强,到产后 3 个月左右,反应逐渐减弱,对排卵的抑制得到解除而恢复排卵,排卵是在月经来潮之前。据统计,未哺乳的产妇最早排卵在产后 31 天,因个人差异大,用哺乳来达到避孕目的并不可靠,复经前先有排卵亦可受孕,所以从产后 3 个月起就应采用有效的避孕措施。

7. 宜知产后泌尿系统变化

(1)妊娠时,增大的子宫压迫盆腔内脏器所导致的肾盂、输尿管积水,一般在产后 4～6 周才能恢复,因而产褥期容易发生泌尿道感染。

(2)临产时,胎儿先露部位对膀胱形成压迫,如果滞产则易造成膀胱三角区充血、水肿及黏膜出血,严重时可阻塞尿道而形成尿潴留,虽然比较少见,但应引起注意。常见的是产后腹壁松弛、膀胱肌张力减低,对内部张力增加不敏感,再加上分娩时胎儿先露部分的压迫,膀胱肌内收缩功能障碍或尿道、尿道外口、阴道、会阴伤口疼痛,反射性地使膀胱括约肌痉挛,增加排尿困难,甚至不能自解小便而需要导尿,但是导尿又会增加泌尿道感染机会。

(3)产褥期的开始几天,产妇往往需要经常地排尿。有些人在分娩以后有排尿困难,这很可能是因为尿道扩张与淤血之故。有时候需要用导尿管,直到膀胱恢复正常功能为止。如果分娩时使用硬膜外麻醉,产后数小时可能需要留置导尿管。

(4)产后期常见的问题之一是压力性失禁。这是一种不由自主的排尿现象,通常发生在咳嗽、大笑或打喷嚏时,与产程延长、难产及分娩损伤有关,建议到医院进行系统检查,并进行生物反馈等康复治疗。

8. 宜知产后呼吸、消化系统变化

(1)呼吸系统方面：分娩后腹腔压力的消失使横膈恢复正常运动，故在孕期的胸式呼吸，现又转变为腹-胸式呼吸。

(2)消化系统方面：产褥期胃、小肠及大肠恢复正常位置，功能恢复。但肠蠕动减缓，常有中度肠胀气。产褥初期产妇一般食欲欠佳，由于进食少，水分排泄较多，因此肠内容物较干燥。加上腹肌及盆底松弛，以及会阴伤口疼痛等，容易发生便秘。如果有便秘现象，应多食蔬菜，早日起床活动，必要时给予轻泻药或灌肠。

9. 宜知产后循环系统变化

由于怀孕，妊娠期内血容量会持续增加，分娩后一般过 3～6 周才能完全恢复至孕前水平，但产后 2～3 天内，大量血液从子宫进入体循环，以及妊娠期间过多的组织间液的重吸收，故血容量上升。特别是产后 24 小时内，心脏负担加重，对于患有心脏病的产妇，产后一定要加强护理以防不测。产后血液循环仍处于高凝状态，有利于胎盘剥离创面形成血栓，减少产后出血。血纤维蛋白原、凝血酶、凝血酶原于产后 2～4 周降至正常。血红蛋白水平于产后 1 周左右回升。白细胞总数于产后早期仍较高，可达(15～30)$\times 10^9$/升，一般 1～2 周恢复正常，淋巴细胞稍减少，中性粒细胞增多，血小板增多，红细胞沉降率于产后 3～4 周降至正常。

10. 宜知产后内分泌系统变化

分娩后，产妇的内分泌系统会有相应的变化。产妇体内的雌激素和孕激素迅速下降，至第七天可低于正常月经期水平。胎盘生乳素于产后 6 小时已不能测出。催乳素水平因哺乳而异。哺乳妇女的催乳素于产后下降，但高于非孕期水平，吸吮时催乳素明显增高，不哺乳产妇的催乳素于产后 2 小时降至非孕水平。内分泌系统的变化是很微妙的，直接受精神因素的影响，所以每个产妇都应该精神愉快地度过产褥期，使内分泌系统能够尽快地"正常运转"。

11. 宜知产后腹壁变化

产妇腹壁的皮肤因子宫膨胀而向外扩张，使肌纤维增生，弹性纤维断裂，产后腹壁松弛，至少 6 周后才恢复。妊娠时期出现的下腹正中浅色素沉着，可在产褥期逐渐消退。腹壁原有的紫红色妊娠纹变白，成为永久性的白色旧妊娠纹。妊娠纹的多少取决于皮肤弹性的差异，皮肤弹性好的孕妇在产后甚至可以不留下妊娠纹。

12. 宜知产后体温变化

由于分娩期间体力大量消耗，在产后 24 小时内，体温略有增高，但一般不超过 38℃。产后 3～4 天，乳房膨胀，血管、淋巴管极度充盈，可伴有 37.8℃～39℃发热，称为"泌乳热"，一般持续 4～16 小时，体温即下降，不属于病态。但要注意排除其他因素尤其是感染引起的发热。

13. 宜知产后乳房变化

产后乳房的主要变化是泌乳。妊娠期孕妇体内雌激素、孕激素、胎盘生乳素升高，使乳腺发育及初乳形成。当胎盘剥离娩出后，产妇血中雌激素、孕激素及胎盘生乳素水平急剧下降，抑制下丘脑分泌的催乳激素抑制因子释放，在催乳激素作用下，乳汁开始分泌。婴儿每次吸吮乳头时,来自乳头的感觉信号经传入神经纤维到达下丘脑,通过抑制下丘脑分泌的多巴胺及其他催乳激素抑制因子,使腺垂体催乳激素呈脉冲式释放,促进乳汁分泌。吸吮乳头还能反射性地引起神经垂体释放缩宫素,缩宫素使乳腺腺泡周围的肌上皮收缩,使乳汁从腺泡、小导管进入输乳导管和乳窦而喷出乳汁,此过程又称为喷乳反射。吸吮是保持乳腺不断泌乳的关键环节。不断排空乳房也是维持乳汁分泌的重要条件。由于乳汁分泌量与产妇营养、睡眠、情绪和健康状况密切相关,因此保证产妇有足够的睡眠和营养丰富的可口饮食,并避免精神刺激是至关重要的。

胎盘剥离娩出后,产妇进入以自身乳汁哺育婴儿的哺乳期。母乳喂养对母儿均有益处。哺乳有利于产妇生殖器及有关器官组织得以更快恢复。初乳是指产后 7 日内分泌的乳汁,因含 β 胡萝卜素呈淡黄色,含较多有形物质,故质稠。初乳中含蛋白质及较成熟乳多,还含有多种抗体,尤其是分泌型 IgA;脂肪和乳糖含量较成熟乳少,极易消化,是新生儿早期最理想的天然食物。接下来的 4 周内,乳汁逐步转变为成熟乳,蛋白质含量逐渐减少,脂肪和乳糖含量逐渐增多。初乳及成熟乳均含大量免疫抗体,有助于新生儿抵抗疾病的侵袭。母乳中还含有无机盐、维生素和各种酶,对新生儿生长发育有重要作用。鉴于多数药物可经母血渗入乳汁中,故产妇于哺乳期间用药时,必须考虑该药物对新生儿有无不良影响。

二、产后护理宜与忌

1. 分娩后产妇身体的正常反应

(1)刚分娩后即有冷、饿及口渴的现象。

(2)阴道流血,渐转为淡红色,到产后 1 周快结束时变为深褐色。

(3)产后 24 小时内,腹部会有抽痛。

(4)如果产妇是阴道分娩(自然分娩),会阴部会感到疼痛及麻痹(尤其是有伤口缝合)。当产妇在坐或走路时会感到不舒服。

(5)感到疲惫,特别是当分娩过程困难且时间特别长。

(6)如果产妇是剖宫产(尤其是第一胎即剖宫产),伤口会感到疼痛及过后会有麻痹感。

(7)如果分娩过程长且困难,眼睛或脸上的微血管会破裂。

(8)分娩后头 1～2 天,排尿会有点困难。

(9)肛门容易出现痔疮。

(10)分娩后会有轻微的发热,可能是由于脱水的缘故。

(11)分娩后的头几天会大量出汗,尤其为夜汗潮。

(12)分娩后第二至五天,胸部会有肿胀现象。

(13)如果产妇母乳喂养宝宝,在哺乳后几天会感到乳头疼痛。

(14)母乳喂养的头几天,会有乳汁不易流出或乳房肿胀的现象。

2. 宜知产后24小时的护理

产后2~3小时内应解第一次小便。宫缩痛是产后一种常见现象,3~5天后可自行消失,不需特殊处理。产后24小时后正常分娩的产妇可下床活动。有特殊情况如出血太多、剖宫产等身体虚弱者,应遵医嘱或量力而行,不要勉强。

(1)会阴处理:每日清洗2次,保持会阴干净,并观察出血情况,大小便后用温开水冲洗外阴。

(2)保持大、小便通畅:产后产妇害怕疼痛,再加在床上小便不习惯,最易引起尿潴留。因此在产后4~6小时内,应鼓励产妇坐起小便,如有困难可用热水冲洗并用流水声诱导排尿,还可在下腹部正中放热水袋热敷刺激膀胱肌收缩。也可用针灸。为防止便秘,产后应早日起床活动,多吃蔬菜、水果。

(3)产后腹痛:产后1~2日出现下腹痛,请不要紧张,它是子宫阵发性收缩引起的疼痛,尤以哺乳时严重,一般持续2~3日自行消失。个别严重者,可针刺三阴交、足三里穴,必要时在医生指导下服用止痛片。

(4)产后恶露:注意勤换会阴垫,预防感染,保持会阴清洁。正常情况下产后前2~3天为血性恶露,量多,色鲜红,主要含大量的血液及坏死的蜕膜组织。产后第二周,恶露红色变淡,为浆液性恶露,内含少量血液,但有较多的坏死蜕膜、宫颈黏液且有细菌。2周后恶露变为白色恶露,内含大量细胞,坏死退化蜕膜组织、表皮细胞及细菌等,持续2~3周干净。正常的恶露有血腥味,但不臭,持续4~6周。应每日观察恶露的量、颜色及气味。如恶露增多且持续时间延长,有臭味时,应到医院检查,及时治疗。

(5)子宫复旧:产后有些产妇发现下腹部仍有一包块,其实它是尚未缩复的子宫。子宫有一个复旧过程,一般产后第一天子宫底平脐,以后每日下降1～2厘米,至产后第十天子宫降入盆腔,腹部也就触不到硬块了。若产后子宫收缩不能按正常情况缩复,应去医院诊治,以防并发症的出现。

(6)产后饮食:①一般产后第一天可用清淡易消化的食物,以后可吃普通饮食,但要做到营养丰富,如肉、蛋、鱼和豆腐等。多喝汤水,像鱼汤、鸡汤、排骨汤,对下奶是有效的。②产褥期依靠饮食为机体提供足够的热量,产后并非吃得"越多越好",要均衡饮食,科学的摄入高能量,高蛋白、高维生素、高糖和易消化的食品,蔬菜、水果和水分应多。总之,要荤素搭配,开胃口,多样化。贫血的产妇要多吃些猪肝、鸭血和菠菜。抽筋和关节痛的产妇要继续服用钙片。为了保证泌乳的需要,晚上也可以再加一次半流食或点心一类的夜宵。

(7)产后休息和锻炼:足够的休息和睡眠对于产妇恢复身体和分泌乳汁是非常重要的。休息环境必须清洁安静,空气新鲜、流通。产后既要有充分休息和睡眠,但又必须有适当的活动和锻炼。一般经阴道分娩的产妇,于产后6～12小时后即可坐起,产后第二天可在室内随意活动,并可做产后保健锻炼。但剖宫产者,可推迟2～3天起床活动。产后应做保健操,以便恢复体态。自产后第二天开始活动,逐日增加运动量和幅度。但正常产妇也要避免过度劳累,更不宜站立过久或蹲位用力,以及手提重物等,以防子宫脱垂。

(8)剖宫产的护理:多翻身,鼓励产妇在体力允许情况下,尽早下床活动,可促进肠蠕动、排气及恶露的排出;手术当天禁食,次日可食清淡的流食,第三日半流,第四日起进普通饮食;疼痛时可注射镇痛药,但次数尽量减少,以免影响正常肠蠕动;注意阴道出血、排尿情况,一般在手术后7天左右拆线。

3. 宜知产后第一周的护理

分娩后1周内,产妇要注意以下情况:

(1)产后饮食:产后3～7天内,宜以干饭、面食为主,辅以炖鸡、羊、猪蹄等,少入食盐、胡椒,多食新鲜蔬菜。产后1周以后,饮食次数应逐渐减少,至满月以后饮食便可同常人。

(2)子宫收缩情况:产褥期第一天子宫底为脐平,以后每天下降1～2厘米,产后10～14天降入骨盆,经腹部检查触及不到子宫底,检查有无压痛。

(3)恶露的形状:恶露由血液、坏死蜕膜组织及黏液组成。血性恶露可持续3～7天。要注意闻恶露有无臭味,如有臭味说明可能有产褥感染。

(4)腹部、会阴伤口愈合情况:检查伤口有无渗血、血肿及感染情况,发现异常动员产妇到医院诊疗。

(5)全身情况:了解一般情况,如精神、睡眠、饮食及大、小便等。①测血压。发现产后血压升高应给予处理。②测体温。产妇产后24小时内由于分娩疲劳,体温轻度升高,一般不超过38℃。产后3～4天,因乳房肿胀,体温有时可达39℃,持续数小时,最多不超过12小时,如产后体温持续升高,要查明原因与产褥感染相鉴别。③测脉搏。由于胎盘循环停止、循环血量减少,加之产褥期卧床休息,产妇脉搏较慢但规律,为60～70次/分。④测呼吸。因产后腹压减低、膈肌下降,呼吸深且慢,为14～16次/分,如产妇体温升高,则呼吸和脉搏均加快。应注意心肺的听诊,如有异常应及时报告。⑤产后排尿功能的检查。产钳助产、剖宫产、滞产的产妇要特别注意排尿是否通畅,预防泌尿系感染,要指导产妇多饮水。

(6)乳房的检查:检查乳头有无皲裂,乳腺管是否通畅,乳房有无红肿、硬结,以及乳汁的分泌量。

4. 宜知产后第二周的护理

(1)产妇需要充足的休息,产妇的体力还要慢慢恢复,不可过度劳累。宝宝的生活尚没有规律,随时会把产妇的生活规律打乱。因此应该抓紧时间,能休息时就多休息,注意临睡前喝一杯热牛奶会有利于睡眠。

(2)产妇要注意自身的卫生,这一点非常重要,它直接关系着身体恢复情况。出院后妈妈要每天注意会阴部清洁,认真清洗,每日要冲洗几遍,可以淋浴,但不能盆浴,及时观察恶露的变化。如果出现产后恶露不尽,一定要尽早看医师,采取措施进行治疗。

(3)产妇产后的恢复,包括心理及身体的恢复,少不了丈夫的关爱与协助,产妇需要丈夫在心理上给予安慰,让她安心度过"月子"。丈夫越是对产妇关心,产妇心情愉快,也有利于乳汁的分泌,顺利实现母乳喂养。

5. 宜知产后第三周的护理

第三周妈妈的休息仍然十分重要。由于宝宝每隔几个小时就要吃奶,所以每天晚上产妇肯定睡不好觉,因此,妈妈要养成睡午觉的习惯,以保证睡眠充足,有较好的精力去带好宝宝,本周妈妈可在家人的帮助下照料宝宝,如给宝宝换尿布、打包被,给宝宝唱歌、讲话、放音乐听等。亦可以做一些简单的家务,但要适度,不可勉强。

6. 宜知产后第四周的护理

随着精神及体力的日渐恢复,产妇现在已经可以做日常家务事了,如做饭、扫地等。可亲自带孩子,将孩子抱起来转一转、走一走,天气好的时候将孩子抱到阳台上呼吸新鲜空气,沐浴阳光。不过,这些活动应适度为宜。产妇的恶露渐渐停止,可以正常洗澡。产妇应该坚持做产褥操,促进子宫、腹肌、阴道、盆底肌的恢复。如身体许可时,可以外出购物,但不要提重物,少负重,以免引起腰痛及其他不适。

7. 坐月子宜讲科学

"坐月子"是指产后身体恢复的一段休养期,需要6～8周。在这段时间,产后的身体各器官都有很大变化。因此,"坐月子"要讲究科学。

(1)科学"坐月子":民间有种习俗是产后不能见风,要捂着,紧闭门窗,衣袖裤腿都扎紧。但这样一捂,使产妇出汗更多,虚弱加重。科学的方法是保持室内良好的通风环境,即使在冬季,适当的通风也是必要的。衣着要适度、宽松,以棉织物为好,衣物、被褥要勤洗;产妇应每天冲洗外阴2～3次,切忌坐月子期间不洗澡、不洗头、不洗脸、不刷牙。

(2)产后饮食讲究补:民间习俗讲究吃芝麻小米粥、红糖煮鸡蛋,这些食物有营养,易消化。但鸡蛋的营养是有限的,各种肉食、鱼类、牛奶、豆类都含丰富的蛋白质,如黄豆炖排骨,二者的氨基酸构成有所不同,同食有互补作用。此外,补的方法也有讲究,产后1～2天以清淡的汤、粥为宜;开始哺乳后进食量和水分要充足。产后由于活动少,胃肠蠕动慢,容易便秘,所以应进食含纤维素多的食物,如粗粮、蔬菜、水果。说到水果,有人称之为生冷食物,易致胃病、月经不调。其实,水果中不但含有丰富的水分、水溶性维生素、纤维素、微量元素,还有防病治病的功能,如苹果味甘凉、性温,能涩肠、健胃。可见,水果也是产后的补养品。

(3)产后休息与运动不可少:产后休息与运动要安排适当,产后第一天以卧床休息为主,从第二天或伤口愈合后可开始做保健操。运动时间或运动量因人而宜,如在床上可做抬头、抬腿、伸臂、缩肛等运动,1周后可下床活动。早运动有利于子宫内的分泌物排出,防止感染,有利于体形的恢复。但要注意不可长时间蹲站,或做重体力劳动,以防止子宫脱垂。

8. 剖宫产宜加强术后护理

剖宫产是指在小腹部切一条长10厘米的刀口,打开腹腔,切开子宫,取出胎儿,然后层层缝合。由于此手术创面大,又与阴道相通,所以手术有可能发生并发症和后遗症。其常见的并发症有感染、子宫出血、尿潴留;严重的并发症有羊水栓塞、肺栓塞。远期后遗症有慢性输卵管炎及由此导致的宫外孕和子宫内膜异位症等。为了预防并发症,应加强剖宫产后的医疗护理。

(1)适量补液,防止血液浓缩、血栓形成及预防感染:孕妇在产期内消耗多、进食少,血液浓缩,加之孕期血液呈高凝状态,故易形成血栓,诱发肺栓塞,导致猝死。故术后3天常输液,补足水分,纠正脱水状态。此外,术后6小时可进食流质。术后第二天多正常排气,可吃粥、鲫鱼汤等半流质。所输液体中有葡萄糖、抗生素,可防止感染,促进伤口愈合。

(2)尽量采用上肢静脉输液:由于所补液体中的葡萄糖和某些药物可刺激静脉壁诱发血栓形成,下肢静脉一旦损伤、发炎更容易促使血栓形成,故产后补液都采用上肢。产妇不能为了方便而要求在下肢输液。

(3)及早活动:麻醉消失后,上下肢肌肉可做些收放动作,手术6小时后就可以床上活动。这样可促进血液流动,防止血栓形成;促进肠里蠕动,可防肠粘连。

(4)注意阴道出血:剖宫产子宫出血较多,应注意观察阴道出血量,如超过月经量,要通知医师,及时采取止血措施。

(5)防止腹部伤口裂开:咳嗽、恶心、呕吐时应压住伤口两侧,防止缝线绷裂。

(6)及时排尿:留置的导尿管一般在手术后第二天补液结束后拔除,应在3～4小时内及时排尿。卧床解不出时,应起床去厕所;再不行,应告知医师,直至能畅通排尿为止。

(7)注意体温:如体温超过37.4℃,则不宜强行出院;无低热出院者,回家1周内,最好每天下午测体温1次,以便及早发现低热,及时处理。

(8)当心晚期产后出血:剖宫产者子宫有伤口,较易造成致死性大出血,产后晚期出血亦较多见,回家后如恶露明显增多,如月经样,应及时就医,特别是家住农村交通不便者更宜早些。最好直接去原分娩医院诊治,因其对产妇情况比较了解,处理方便。

(9)及时采取避孕措施:房事一般于产后42天,恶露完全干净后3天开始。初期宜用避孕套,产后6个月去原手术医院放环。

(10)注意产后经期伤口疼痛:当伤口部位有子宫内膜异位症时,经期伤口持续胀痛,且一月比一月严重,稍后可出现硬块。一旦出现此类症状,应及时去原医院就诊。

9. 宜促进子宫复旧

子宫复旧是指分娩后妊娠的子宫经过大约6周的时间,逐渐恢复到非妊娠状态的过程,包括子宫肌纤维缩复、子宫体缩小、宫颈口关闭、子宫内膜从基底层逐渐再生并覆盖整个子宫腔内。当产后全身情况不良或子宫局部存在影响子宫肌肉收缩的因素时,都可妨碍子宫的复旧。如怀孕期间孕妇贫血、营养不良、体质弱、长时间卧床;妊娠子宫过度伸张(如双胎或羊水过多、巨大胎儿)、分娩时宫缩无力、产程过长、产后出血、宫内感染、胎盘粘连或植入及手术产等,都可引起子宫复旧不良。发生子宫复旧不良的主要表现为子宫收缩不良、宫底下降缓慢、恶露量多,尤其是血性恶露持续时间延长,常可伴发宫内感染,因而出现发热、腹痛、恶露恶臭、子宫压痛等。

(1)改善产后的一般状况,加强营养,注意休息,适当下地活动,促进恶露引流,如病情不允许,不能下地活动者,可取半坐位,进行体位引流。

(2)促进子宫肌肉收缩,鼓励纯母乳喂养,让婴儿早期就开始频繁有效地吸吮,可促进母亲催产素的分泌;对存在影响子宫收缩不良因素的产妇,应早期使用促宫缩的药物,如催产素、麦角、益母草流浸膏等。

(3)必要时在医生指导下,使用抗生素积极治疗宫内感染。宫内感染与子宫收缩不良常常同时并存,互相影响,互为因果。当子宫复旧不良合并子宫内膜感染时,应在充分抗感染的基础上,加强子宫收缩,促进恶露排出,加速内膜再生过程。经上述治疗不见效时,要考虑是否存在胎盘残留或有其他异常,必要时可行清理宫腔手术,将刮出的组织送病理检查,以明确诊断并采取更加有效的治疗方法。

10. 产妇房间宜通风

产妇房间除要求温度适宜、阳光充足、清洁整齐以外,还要保持空气新鲜。在门窗紧闭,挂有窗帘、棉门帘,通风不畅,室温高,充满汗臭、尿臊味的环境中居住是很不卫生的。在不通风的室内,有致病力的细菌和病毒,如金黄色葡萄球菌、溶血性链球菌、流感病毒等可以长期存留、繁殖,加之探望的亲友也会带进细菌,易使母婴传染上皮肤病、呼吸系统疾病等。

保持室内通风可以借风的流动将病原微生物吹到室外,使室内空气净化。通风时,产妇、婴儿可暂时转移到另外房间,或开门窗通气,让母婴避开"穿堂风"。

11. 产妇居室宜保持恒温

(1)产妇居室需要有合适的温度,室温过高,产妇出汗增多,夏天容易中暑,过冷又容易感冒。对婴儿来说,不但需要温度适宜而且应保持恒定。一般讲,室温 20℃～25℃,湿度 60%～65% 较理想。

(2)新生儿体温调节中枢发育不完善,皮肤调温能力差,室温过低时,难以维持正常体温(36℃～37℃),如体温降至 35℃ 以下,难以上升,容易发生新生儿硬肿症。室温过高时,新生儿体温随之上升,会发生脱水热,体温可上升到 39℃～40℃。既然新生儿体温随外界环境温度而升降,月子里保持室温恒定就尤为重要。

(3)早产儿体温调节较成熟儿差,室内温度应保持 24℃～27℃,必要时还需在被子外加热水袋来保温。

12. 产后宜避客

在我国,产妇分娩后,亲友一般都要带着礼物前去探望。一是祝贺,二是看望产妇和新生的宝宝。还有的家庭要在满月的那天操办满月酒席,宴请亲朋好友。但是,不少地方有在大门上挂上红布条表示家里有产妇,谢绝外人来访的风俗。这是有一定道理的,因为产妇身体虚弱,加之夜间要频繁喂奶,照顾婴儿,需要抓紧时间适当多休息;新生儿神经功能也未发育完全,稍有响动会受到惊吓,所以月子里谢客,减少打扰、噪声和传播疾病的机会,对母婴都是一种关心和爱护。

13. 产妇宜勤换洗衣服

孕妇产后皮肤排泄功能旺盛,出汗多,在睡眠和初醒时更多,汗液常浸湿衣服和被褥,这种情况往往需要有几天的时间才能好转。与此同时,乳房开始泌乳,有的产妇听到孩子哭声或到了喂奶时间乳汁就反射性地流出,有的产妇漏奶,乳汁不断外流,使乳罩、内衣湿透一大片。有的产妇阴道排出血性恶露最初几天量比较多,常污染内裤、被褥,所以产后第一周内,产妇的内衣、内裤、卫生巾要天天更换,一周后也要勤更换,被罩、床单要勤换洗,保持清洁、干燥。

换下来的衣物要注意洗净汗渍、血渍、奶渍。乳汁留在衣服上时间过久,会变成酸性物质,损蚀织物纤维,产妇内衣内裤最好选用吸水力强的棉织品,外衣外裤要宽松柔软,易于散热。更换衣物时要避免感冒,但不要因怕感冒而穿着脏而湿的衣服,产褥期和平日一样,要养成清洁卫生的习惯。

14. 产后宜注意躺卧的姿势

子宫的位置靠其周围的四对韧带及骨盆底肌肉、筋膜的张力来维持。妊娠时子宫增大,韧带也随之拉长,分娩后子宫迅速收缩,但韧带的弹性却像拉久的橡皮筋,难以很快地恢复原状。分娩时骨盆底肌肉、筋膜过度伸展或撕裂,也使支持子宫的力量减弱,使子宫活动度加大,容易随产后的姿势而移位。正常子宫的位置应该是前倾前屈的,如果仰卧时间过久,子宫就会因重力关系倒向后倾位,子宫的长轴与阴道成一直线,站立时子宫容易沿阴道下降,造成子宫脱垂的可能性。子宫严重后倾会使恶露排出不畅并有腰酸背痛,日后会出现痛经、经量过多等症状。

产后卧床时间长,为了防止子宫向一侧或向后倾倒,就要经常变换躺卧姿势,仰卧与侧卧交替。从产后第二天开始俯卧,每日1～2次,每次 15～20 分钟,以恢复子宫的前倾位置,产后 2 周可开始间断做胸膝卧位,以防止子宫后倾。

15. 坐月子宜护理眼睛

(1)产妇坐月子时,眼睛的护理非常重要。月子里,产妇需要更好地休息,白天在照料宝宝之余,要经常闭目养神,这样视力才不会感到疲劳。长时间看东西会损伤眼睛,一般目视 1 小时左右,就应该闭目休息一会儿,或远眺一下,以缓解眼睛的疲劳,使眼睛的血气通畅。

(2)多吃富含维生素 A 的食品,如胡萝卜、瘦肉、扁豆、绿叶蔬菜。可防止角膜干燥、退化和增强眼睛在无光中看物体的能力。宜少吃对眼睛不利的食物,如葱、蒜、韭菜、胡椒、辣椒等。

(3)产妇不要用脏手揉眼,不要与家人合用洗漱用品。

16. 产后宜刷牙固齿

有人说:"产妇刷牙,以后牙齿会酸痛、松动,甚至脱落……"其实,这种说法是没有科学根据的。产妇分娩时,体力消耗很大,犹如生了一场病,体质下降,抵抗力降低,口腔内的条件致病菌容易侵入机体致病。另外,为了产妇的康复,多在产后坐月子期间给予富含维生素、高糖、高蛋白的营养食物,尤其是各种糕点和滋补品,都是含糖量很高的食品,如果吃后不刷牙,这些食物残渣长时间地停留在牙缝间和牙齿的点、隙、沟凹内,发酵、产酸,促使牙釉质脱矿(脱磷、脱钙),牙质软化,口腔内的条件致病菌乘虚而入,可导致牙龈炎、牙周炎和多发性龋齿的发生。

为了产妇的健康,产妇不但应该刷牙,而且必须加强口腔护理和保健,做到餐后漱口,早、晚用温水刷牙;还可用些清洁、消毒作用较好的含漱剂,在漱口或刷牙后含漱,每次 15 毫升,含 1～1.5 分钟,每日 3～5 次,含漱后 15～30 分钟内勿再漱口或饮食,以充分发挥药液的清洁、消炎作用。

17. 产后宜护发

作为女人,怀孕生子是一件令人高兴的事,但也会在生理上产生很大的变化。有的产妇,原本一头乌黑飘逸的秀发竟会变得干涩、枯黄,没有丝毫神采,甚至脱落。这是由于体内激素的变化,在妊娠后期头发从生长期到休止期的转换时间明显延缓,正常时应进入休止期的头发并不进入,而是一直保持到产后,以致产后处于休止期的头发数量增加。产程延长、难产和精神因素等刺激可使头发由生长期提前进入休止期。处于休止期的头发呈弥漫性脱落,产妇会发现在梳头或洗头时头发脱落增加。油性皮肤的人时间久了会出现脂溢性脱发,还会感到头皮痒,有鳞屑脱落。

(1)保持秀发清洁是关键:产妇在产前产后都应像平时一样沐浴、洗发。洗头不仅可起到按摩作用,加速血液循环,保持头发的生长规律,还可以疏通毛孔,防止患脂溢性脱发。为了梳理方便和避免扯掉过多的未脱落的头发,洗发时应在淋浴下顺着头发的生长方向轻轻梳洗,不要全部拢到前面或由枕后向前额用力搓洗。

(2)日常美发佳品:①肉骨头汤具有减缓毛发老化的功效。将骨头砸碎,按 1∶5 的比例加水,待煮沸后,用小火煮 1～2 小时,即可关火。待骨头汤冷却后,容器底部会沉积一层黏稠物质,食之,不仅味道鲜美,还是健发妙方。②日常休闲小食品——葵花子、黑芝麻、核桃均为养发佳品。这些食品富含不饱和脂肪酸、维生素和蛋白质,不饱和脂肪酸会使头发润泽,维生素可防止头发脱落、干涩。头发的成分中98%是蛋白质,所以蛋白质对保证头发的营养和新生有重要作用。③新鲜水果、蔬菜功不可没。如柑橘1~2个等。

(3)护发小偏方:①鲜姜擦拭方。用鲜姜片或大蒜汁擦拭患处,或在洗发水中加入柠檬汁、食醋,均可促进头部血液循环。②芝麻淘米水洗发方。将生芝麻(40~100克)与淘米水(2 500~3 500毫升)共煎至刚沸腾,待冷却至50℃左右,每天洗发1次,待头发干后1小时再用清水冲洗。此方法治疗脱发4天即可见效。

(4)依脱发部位不同,适当调整饮食:①额部脱发较多,应限制食用人工合成的糖制品,如糕点、巧克力等,要多吃新鲜蔬菜。②头顶部脱发较多,宜多吃脂肪食物,应以葵花子油做日常食用油。③脑后部脱发可多食各种深色蔬菜和水果。

18. 产妇保养忌入误区

(1)恶风:不少人认为,产妇怕风,风是"产后风"(指产褥热)的祸首。因而将产妇房舍的门窗紧闭,床头挂帘;产妇则裹头扎腿,严防风袭。产褥热其实是藏在产妇生殖器官里的致病菌在作怪,多源于消毒不严格的产前检查,或产妇不注意产褥卫生等。如果室内卫生环境差、空气混浊,很容易使产妇、宝宝患上呼吸道感染。如果夏日里门窗紧闭,裹头扎腿,还会引起产妇中暑,实不可取。

(2)越晚下床越好:许多人认为,产妇体质虚弱,需静养,就让其长期卧床,甚至连饭菜都端到床上吃,其实这种做法弊多利少。如果产后较长时间不活动,很容易使血液处于高凝状态下的产妇发生下肢静脉血栓;同时产后盆腔底部的肌肉组织也会因缺乏锻炼,托不住子宫、直肠或膀胱而膨出。产后及早下床活动不仅有利于下肢血液循环和恶露排出,也能使腹部肌肉得到锻炼,早日恢复原来的收缩力,从而保护了子宫、直肠和膀胱等器官。一般情况下,产后 24 小时就可在床上靠着坐起来,第二天便可下床行走。

(3)不能洗头洗澡:有人认为,产妇要在满月后才能洗头洗澡,这是不可取的。因为产妇分娩时要出大汗,产后也常出汗,加上恶露不断排出和乳汁分泌,身体比一般人更容易脏,更易让病原体侵入,因此产后讲究个人卫生是十分重要的。自分娩后 2～3 天就可洗澡,但宜采用淋浴,不宜洗盆浴。炎热夏季,每天应用温开水洗涤 1 次。

(4)忌口:许多地方的产妇都有忌口的习惯,诸如牛羊肉、鱼虾类和其他腥膻之物都不准吃。其实,产后需要充足而丰富的营养素,主副食都应多样化,仅吃一两样食物不能满足身体的需要,也不利于乳腺分泌乳汁。

(5)菜越淡越好:有人认为,产后的前几天,产妇是不能吃盐的,饭菜内一点盐也不放。事实上,这样做只会适得其反,产妇略吃些盐是有益处的。这是由于产妇出汗较多,乳腺分泌旺盛,产妇体内容易缺水和钠,因此应适量补充盐分。

(6)不能刷牙:产妇比一般人更应注意口腔卫生。由于产妇进餐的次数多,食物残渣存留在牙齿表面和牙缝里的机会增多,而口腔感染还是产褥感染的来源之一,因此许多产妇在月子里不刷牙是不对的。产妇应该每天早晚各刷一次牙,如能在每次进餐后都刷牙、漱口,对健康更为有利。

(7)汤比肉有营养:产褥期应该常喝些鸡汤、排骨汤、鱼汤和猪蹄汤,以利于泌乳,但同时也要吃些肉类。肉比汤的营养要丰富得多,那种"汤比肉更有营养的"说法是不科学的。

(8)鸡蛋吃得越多越好:鸡蛋的营养丰富,也容易消化,适合产妇食用,但并不是吃得越多越好。有些产妇一天吃 10～20 个鸡蛋,不但吸收不了,还会影响对其他食物的摄取,因此产后每天吃 2～3 个鸡蛋最为合适。

(9)产后 24 小时"开奶":有产妇认为,产后 24 小时后再给新生儿喂奶,开奶早不好,而事实正好相反,开奶越早越好。因为,宝宝吸吮奶头可以促进乳腺分泌乳汁,又有利于子宫收缩,使子宫早日恢复,同时新生儿也能及早得到营养丰富的初乳,可谓"一举三得"。一般情况下,产后30分钟即可哺乳。

(10)满月即可恢复性生活:由于人们都习惯于把满月当作产妇身体完全复原的标准,所以多数夫妻在孩子刚满月时就恢复了性生活,实际上这样做为时尚早。因为分娩对子宫内膜和阴道壁所造成的损伤,在4周内是不可能完全愈合恢复的。一般认为,产后6~8周后恢复性生活才是安全的。

19. 产后宜保持良好睡眠

产妇由于分娩过程中的疲劳,产后大多数都能睡得很香甜。

有些初为人母者,对婴儿特别关心,无论什么事情都要自己动手,对周围的亲朋表示"信不过",哺乳是要由母亲来完成的,换尿布、洗澡之类可以交给别人去做,但由于产妇不放心,事无巨细全由自己"包办"。夜间睡眠不足是产后常有的情况,为了补充夜间睡眠不足,必须学会小憩的方法,除中午的午睡外,上下午只要给宝宝喂完奶,就应抽空卧床闭目养神,或睡上一觉。

(1)长时间睡眠不足,除母体健康受影响外,也会影响婴儿。首先,凡睡眠不足或严重失眠者,其乳汁分泌量都会减少;其次,由于长期失眠造成母亲抑郁和焦急,这些不良情绪也会影响到婴儿。尤其在妊娠中有高血压等疾病的母亲,如睡眠不好,则血压不会降至正常,产后高血压也是很难治疗的疾病。

(2)失眠者的产后机体恢复必然受到影响,睡觉不好往往没食欲,保证不了母体和婴儿哺育所需的营养,这是必然的。产后贫血、缺钙、消化不良、便秘、痔疮等就会出现。

(3)睡眠不足还是美容的大敌。由于睡眠不足,肌肉松弛;由于进食少,出现营养缺乏,精神疲惫,皮肤也将失去光泽和弹性。

20. 产妇忌洗盆浴

女性的生殖器官在解剖上的特点,是外界通过阴道、子宫颈、子宫、输卵管与腹腔相通。分娩后阴道、宫颈有不同程度的裂伤,黏膜充血、水肿,子宫蜕膜作为恶露成分排出后,要长出一层新的子宫内膜,胎盘剥离处有手掌大面积的创面,这些都要在产褥期得到修复,况且会阴还有侧切伤口。宫颈口闭紧、恶露完全干净所需时间每个人差异较大,有时产后2个月胎盘剥离面才能完全愈合。

产褥期间洗盆浴时,寄生在皮肤或阴道的细菌,洗澡用具沾染的细菌,都能随洗澡水进入产道,增加感染机会,轻则会阴伤口发炎、子宫内膜发炎,重则炎症向宫旁组织、盆腔、腹腔、静脉扩散,甚至细菌在血内繁殖引起败血症,所以产后应禁止盆浴,而要选择淋浴。

21. 分娩后忌性欲淡漠

有的产妇在生了孩子后,性欲反而淡漠,其原因为心理和生理两个方面。

(1)心理:当孩子出生时,年轻父母都为自己的"爱情结晶"降临人间乐不可支。可是,母爱的程度却远远超过父爱,这是因为母亲经历了"十月怀胎"之苦,又倾注了所有的哺乳之情。结婚后妻子的爱是百分之百毫无保留地奉献给丈夫,但在分娩之后,妻子又多了一个"母亲"角色,因此,她必然将一部分爱转移给孩子。便发生了"移情"现象,使妻子对丈夫不像以往那样专注和热情了。在性欲方面,妻子是不知不觉的,并没有意识到,而丈夫却十分敏感地感受到了妻子的冷落。

（2）生理：当有了孩子以后，妻子增添了不少家务劳动的工作量，还担负起哺乳的重任。夜里还要换尿布，关心婴幼儿的冷热，这种既劳心又劳力的工作，会使妻子感到身心疲劳，也会使她们对性的欲望和热情降低，从而出现性欲淡漠现象。

那么，怎样纠正妻子的性淡漠呢？①在有了孩子以后，夫妻之间的感情不要受家庭中的第三者——"小天使"的干扰，夫妻双方要给对方更多的体贴、关怀和温暖，这样才不会发生性淡漠。②丈夫要理解妻子，共挑家务重担，只要能腾出更多的空间、时间归夫妻两个人所有，情况便有可能大为改善。

22. 产后忌睡席梦思床

现在许多家庭都已添置了席梦思床，松软而又有弹性，睡在床上的确很舒服。但是，这种弹簧床对产妇却不十分适宜。尤其是那些特别松软的弹簧床，对产妇更会产生不利影响。一些产妇，因产后睡太软的弹簧床，引起骶髂关节错缝、耻骨联合分离，造成骨盆损伤。产妇本来属于足月顺产，分娩时并没有造成骨性产道损伤，但在家里睡了几天席梦思床就出了问题。据分析，损伤的原因是因为睡在弹簧床上，翻身起坐时所造成。那么，为什么产妇睡弹簧床会导致骨盆损伤呢？因为卵巢于妊娠末期分泌第三种激素，称松弛素。此物质有松弛生殖器官各种韧带与关节的作用，有利于产道的张开，有助于分娩的顺利进行。由于松弛素的作用，产后的骨盆本已失去完整性、稳固性，而如此松软的骨盆，遇上太软的弹簧床，在身体的自重下，陷下又弹起，人体睡在床上俨如睡在弹簧上，左右活动都有一定阻力，很不利于产妇翻身、坐起，如欲急速起床或翻身，产妇就必须格外用力，很容易造成骨盆损伤。为此，建议产妇宜改睡硬板床，待身体复原后再睡弹簧床为佳。

23. 产妇忌束腹

正常情况下,女性盆腔内生殖器官由各种韧带及盆底支持组织维持其正常位置。在妊娠期,随着胎儿的生长发育,母体各个系统均会发生一系列适应性变化,而以生殖系统变化最大,尤其是子宫,其容积和重量分别增加至孕前的 18～20 倍;固定子宫的韧带也相应地变软、伸长。分娩后,子宫开始复原,约在 10 天可降入骨盆内,但需 6 周才能恢复正常大小。而固定子宫的韧带,因孕期的过度伸展,比孕前略松弛。阴道及盆底支持组织因分娩时的过度伸展、扩张及损伤,使其弹性下降不能完全恢复到产前状态,受孕子宫膨胀的影响,产后腹壁松弛,需 6～8 周可渐恢复。由此可见,正常产褥期裹腹,不仅无助于恢复腹壁的紧张状态,反因腹压增加而产生盆底支持组织及韧带对生殖器官的支撑力下降,导致子宫下垂,子宫严重后倾后屈,阴道前、后壁膨出等。因生殖器官正常位置的改变,使盆腔血液流动不畅,抵抗力下降,易引起盆腔炎、附件炎、盆腔淤血综合征等各种妇科疾病,严重影响产妇健康。

(1)由于妊娠的原因,孕妇机体代谢功能旺盛。除供给自身和胎儿所需外,还需蓄积 5 千克左右的脂肪分布于胸、腹、臀部,为妊娠晚期、分娩及哺乳期提供能量,而更多是为哺乳准备的。这些脂肪并不会因为产褥期裹腹而很快消失。

(2)如果是剖宫产,一般在手术后的 7 天内用腹带包裹腹部,这是促进伤口愈合的需要。但是,腹部拆线后就不宜长期用腹带。另外,因为身体过瘦或内脏器官有下垂症状者,腹带有对内脏起到举托的功效,待脏器举托复位后应该将腹带松解为宜。

(3)产后恢复体形在于:①重在产后锻炼,多做抬腿运动、仰卧起坐等,可增强腹肌张力。②产后哺乳不但可促进子宫的复原,还有助于恢复体形。

三、产后营养宜与忌

1. 宜注意产后营养特点

(1)高热能:每日所需热能基本上与男性重体力劳动者相当。如此高的热能单靠糖类是远远不能满足的,需要摄入羊肉、猪瘦肉、牛肉等动物性食品和高热能的坚果类食品,如核桃、花生、芝麻、松子等。此外,紫菜、海带等菌藻类食物,除提供热能外,还富含不饱和脂肪酸,有利于宝宝脑的发育,亦可多食。

(2)高蛋白质:这是因为每日泌乳要消耗蛋白质10~15克。6个月内的宝宝对8种必需氨基酸的消耗量很大,为成年人的8~12倍。所以,乳母的膳食蛋白质的质量是很重要的。此外,产后本身气血虚弱,生殖器官复原和脏腑功能康复,亦需要大量蛋白质。蛋白质是生命的物质基础,含大量氨基酸,是修复组织器官的基本物质,这些对产妇本身是十分必要的。一些食物,如小米、豆类、豆制品、猪瘦肉、牛肉、鸡肉、兔肉、鸡蛋、鱼类等食物含蛋白质丰富,每日膳食中必需搭配2~3种,才能满足需要。

(3)保证钙等无机盐的补充:原因是泌乳使乳母每日消耗约300毫克钙,为减少动用母体的储备,必须选用含钙多的食物,如牛奶、虾皮、水产品等;在此基础上还应该额外补充钙片。

(4)水分要够:水与乳汁的分泌量有关,哺乳期女性每日应供给足量的水,才能保证乳汁的分泌。

(5)不可缺少水溶性维生素:乳母膳食中的B族维生素和维

生素 C 的摄入量要非常充足,原因是水溶性 B 族维生素、维生素 C 是可以通过乳腺转移至乳汁的,但转换力很低,约 50％左右,如补充过少,满足不了需要。

2. 产褥期宜讲究均衡营养

分娩是正常生理过程,可许多人对其过于谨慎,尤其是分娩后的饮食。在产科病房里,常常见到一些老年人为刚刚分娩的产妇端上一碗油腻腻的炸鸡蛋,按她们的话说是有驱寒效果,可多数产妇服后发生腹泻,结果是越补体越弱;也有的用酒做汤,血压高者越吃越高,给产妇带来危害。

当然,分娩过程所消耗的体力是需要产后进食来补充的,但也不是如前所述那样地进补。一般来说,刚分娩的产妇都较疲劳,消化能力减弱,再加上分娩时多少有点失血,因此宜给清淡、易消化、含高铁、富有营养而不油腻的半流质,如瘦肉汤煮挂面、红糖糯米粥、大枣汤、鸡蛋、鸡汤、瘦肉、猪肝、桂圆干等,几天后可渐渐过度到普通饮食。由于产妇体弱、活动少,多数产妇又没有吃蔬菜、水果,因此容易发生产后便秘,给产妇带来烦恼。为此,产妇分娩几天后可适当吃些温性蔬菜、水果及高纤维素食物,如芥菜、韭菜、白菜、花生、胡萝卜、苹果、柑、荔枝等,注意多喝汤水,配合适当下床活动,可防止便秘。如果产妇乳汁少,还可吃些虾、鲫鱼、鲤鱼、猪蹄等,既可补体又可使乳汁增多。少食生姜、酒等刺激性食物,使产妇饮食达到营养又卫生。

3. 月子里饮食宜忌

(1)鸡蛋:鸡蛋中蛋白质及铁含量较高,并含有许多其他营养素,且容易被人体吸收利用,对于产妇身体康复及乳汁的分泌很有好处。鸡蛋的吃法可采用多种形式,如蒸蛋、水煮蛋等,每日吃3个为宜。每次吃得太多胃肠吸收不全,既不经济,对身体也无补益。

(2)营养汤:鸡汤味道鲜美,能促进食欲、增加乳汁分泌,以及有利于产妇身体康复。亦可以用炖猪蹄汤、鲫鱼汤、排骨汤、牛肉汤等与鸡汤轮换食用。

(3)红糖:含铁量比白糖高1~3倍。产后失血较多,吃红糖可以促进生血。红糖性温,有活血作用,对于产后血虚多淤尤为适合,能促进淤血排出及子宫复旧。

(4)新鲜水果:新鲜水果色鲜味美,能促进食欲,还具有帮助消化及排泄作用,产妇每日可适当食入。

(5)米粥:稀饭或小米粥除含多种营养成分外,还含较高的纤维素,有利产妇大便排出。米粥质烂,并含有较多水分,利于消化及吸收。

(6)挂面:挂面营养较全面,在汤中加入鸡蛋,食用方便,富有营养且易消化。

(7)蔬菜:蔬菜含有多种维生素,产妇尤其要多吃绿叶蔬菜。

(8)月子里忌食生冷食物:除水果外,生食不易消化吸收,冷食、冷饮有促进血凝作用,与产后多淤的体质是不相符合的,会出现恶露不下或不尽,产后腹痛、身痛等多种疾病。

(9)月子里忌食辛热食物:葱、姜、大蒜、辣椒、花椒等在做调味料时忌放,因为食后有生热之弊;特别对于平素喜食辣椒者,更应注意。

4. 剖宫产妇女宜补充营养

有些产妇因高危妊娠、胎位不正、产道狭窄或胎儿过大、胎儿宫内窘迫等原因需要进行剖宫产手术,以确保母婴安全。从营养方面来说,剖宫产比正常分娩的产妇对营养的要求更高。

(1)因为麻醉和手术对身体都是一次打击,产后恢复也会比正常分娩者慢些。又因手术刀口的疼痛,使食欲受到影响。

(2)剖宫产的产妇在术前要禁食,所以要求产妇术后先喝点萝卜汤,帮助因麻醉而停止蠕动的胃肠道恢复正常蠕动功能,并以肠道排气作为开始进食的标志。

(3)术后第一天应先给予流食,每天以稀粥、米粉、藕粉、果汁、鱼汤、肉汤的流质食物为主,分6~8次给予。

(4)术后第二天,应吃些稀、软、烂为主的半流质食物,如肉末、肝泥、鱼肉、蛋羹、烂面、烂饭等为主,每天吃4~5次,保证充足摄入。

(5)术后第三天,产妇可以吃普通饮食,应保证摄入热能2 600~2 800千卡,注意补充优质蛋白质,各种维生素和微量元素。可选用主食350~400克,牛奶250~500毫升,肉类150~200克,鸡蛋2~3个,蔬菜500克,水果200~400克,植物油30克。

5. 产后宜注意铁的补充

我国成年妇女每日需要铁15毫克,孕期及哺乳期需18毫克。一般膳食每日供给铁15毫克左右,但只能吸收其中的1/10,其余来自对破坏后红细胞中铁的再利用。妊娠由于扩充血容量及胎儿的需要,约半数孕妇患缺铁性贫血,分娩时又因失血丢失约200毫克的铁,哺乳时从产妇乳中又要失去一些,所以产后产妇充分补铁是很重要的。产妇食用含铁多的食物时,最好不要同时服用含草酸或鞣酸高的菠菜、苋菜、鲜笋或浓茶,以免结合成不溶解的盐类,妨碍吸收。

6. 产后宜注意钙的补充

我国正常人每日需钙 800 毫克,孕妇每日需钙 1 000～1 500 毫克,哺乳期的产妇需钙 1 500 毫克。据调查,我国孕妇在妊娠晚期几乎百分之百缺钙。100 毫克的人乳中含钙 34 毫克,如果每日泌乳 1 000～1 500 毫升,就要失去 500 毫克左右的钙,缺钙现象如得不到纠正,轻者可致肌肉无力、腰酸背痛、牙齿松动,严重者可使骨质软化变形。

钙主要来自食物,乳、豆类制品含钙多,海产品中虾皮、海带、发菜、紫菜等,以及木耳、口蘑、银耳、瓜子、核桃、葡萄干、花生仁等含钙也比较丰富,鸡、鱼、肉类含钙较少。牛奶中含钙较多,如果产妇肠道内缺乏将乳糖转化为糖的酶,喝牛奶后会出现腹部不适、胀气,甚至腹泻,这时可以用酸奶替代。另外,还要注意含钙多的食物不要与含草酸高的蔬菜同时煮食,否则可使钙“皂化”。

7. 月子里宜多吃蔬菜和水果

坐月子不能吃蔬菜、水果的说法是不科学的。产后由于身体恢复和哺乳的需要,各种维生素的需要比平时增加 1 倍以上,其中维生素 C 每日需要 150 毫克。维生素 C 在新鲜蔬菜和水果中含量很丰富,如蔬菜中的油菜、苋菜、菠菜、卷心菜、白菜、白萝卜;水果中的柑橘、荔枝、鲜枣、柿子等。人体能保持一定数量的维生素 C,但不能久存,过多则从尿中排出,所以必须每天摄入。

蔬菜、水果还含有较多的食物纤维,食物纤维不能被人体直接消化、吸收,但它的吸水性强,在肠胃里体积增大,可促进肠胃蠕动,有利于排便通畅,还能防止废物、腐物在肠道存留过久。叶菜如芹菜、油菜;根菜如萝卜、白薯;水果如柑橘、柿子、菠萝等,都含有丰富的食物纤维。如果每天吃 750 克的青菜和水果,可得到8~12 克的食物纤维,即能满足身体的需要。

8. 产后宜吃的蔬菜

(1)莲藕:含有大量的淀粉、维生素和无机盐,营养丰富,清淡爽口,是祛淤生新的佳蔬良药,能够健脾益胃,润燥养阴,行血化淤,清热生乳。产后多吃莲藕,能及早清除腹内积存的淤血,增进食欲,帮助消化,促使乳汁分泌,有助于对新生儿的喂养。

(2)黄花菜:含有蛋白质,无机盐磷、铁,维生素 A、维生素 C 及甾体化合物,营养丰富,味道鲜美,尤其适合做汤用,黄花菜有消肿、利尿、解热、止痛、补血、健脑的作用。产褥期容易发生腹部疼痛、小便不利、面色苍白、睡眠不安,多吃黄花菜可消除以上症状。

(3)黄豆芽:含有大量蛋白质、维生素 C、纤维素等,蛋白质是生成组织细胞的主要原料,能修复生孩子时损伤的组织,维生素 C 能增加血管壁的弹性和韧性,防止出血,纤维素能通肠润便,防止产后发生便秘。

(4)海带:含碘和铁较多,碘是制造甲状腺素的主要原料,铁是制造血细胞的主要原料,产后多吃这种海产品,能增加乳汁中的含量。新生儿吃了这种乳汁,有利于身体的生长发育,防止因此引起的呆小症。铁是制造红细胞的主要原料,有防治贫血的作用。

(5)莴苣:含有多种营养成分,尤其含无机盐钙、磷、铁较多,能助长骨骼、坚固牙齿。中医学认为,莴苣有清热、利尿、活血、通乳的作用,尤其适合产后少尿及无乳的产妇食用。

9. 产后宜吃的水果

(1)香蕉:含有大量的纤维素和铁质,有通便补血的作用。产妇多是卧床休息,胃肠蠕动较差,常常发生便秘。再加上分娩时失血较多,需要补血,而铁质是造血的主要来源之一,所以产妇多吃香蕉能防止产后便秘和产后贫血。对预防婴儿贫血也有一定帮助作用。

(2)橘子:含维生素 C 和钙质较多,维生素 C 能增强血管壁的弹性和韧性,防止出血。钙是构成婴儿骨骼牙齿的重要成分,产妇适当吃些橘子,能通过产后的乳汁把钙质提供给婴儿,这样不仅能促进婴儿牙齿、骨骼的生长,而且能防止婴儿发生佝偻病。另外,橘核、橘络有通乳作用,有利于产妇乳腺管的通畅。

(3)山楂:含有丰富的维生素和无机盐,山楂中的山楂酸、柠檬酸,能够生津止渴,散淤活血。产妇生孩子后过度劳累,往往食欲缺乏、口干舌燥、饭量减少,如果适当吃些山楂,能够增进食欲、帮助消化、加大饭量,有利于身体康复和哺喂婴儿。有助于产妇排出子宫内的淤血,减轻腹痛。

(4)大枣:含维生素 C 最多,还含有大量的葡萄糖和蛋白质。中医学认为,大枣是水果中最好的补药,具有补脾活胃、益气生津、调整血脉、和解百毒的作用,尤其适合产后脾胃虚弱、气血不足的产妇食用。其味道香甜,吃法多种多样,既可口嚼生吃,也可熬粥蒸饭熟吃。

(5)桂圆:中医学认为,桂圆味甘、性平、无毒,入脾、心经,为补血益脾之佳果。产后体质虚弱的产妇,适当食用新鲜的桂圆或干燥的桂圆肉,既能补脾胃之气,又能补心血不足。

10. 产后阳气虚弱者宜选择的食物

产后因伤气以致虚弱,产妇可表现为腰膝酸软,畏寒肢冷,下肢冷痛,头晕耳鸣,小便频数,夜间尤甚等,经医师诊断为阳气虚弱者,宜选温补壮阳的食物。

（1）肉类：如羊肉、羊蹄、羊乳、鹿肉、狗肉、鳖鱼、鱼、鲜虾、猪肝、鸡肉、鲫鱼、鳝鱼等。

（2）碳水化合物：如蔗糖、蜂蜜、白糖等。

（3）蔬菜类：如葱、韭菜（青韭菜、韭黄）、蕹菜、茼蒿、大蒜、蒜薹、蒜苗、洋葱、大豆、黄豆、黑木耳、黑豆、芝麻、油菜、白萝卜、大葱、南瓜、茴香等，都有温补作用。

（4）水果类：如核桃、桂圆、大枣、荔枝、甘蔗、红橘、樱桃、杨梅等。

11. 产后前三天宜吃的饮食

（1）一般来说，正常分娩的产妇略事休息后，即需进食清淡易消化又营养丰富的饮食。通常以糖水煮荷包蛋、挂面卧鸡蛋、蒸鸡蛋羹、蛋花汤或甜藕粉、小米稀饭为宜。产后3天内的产妇仍应以蔬菜、水果、鸡蛋、稀饭、挂面等为主，忌冷食。以后可根据产妇的情况进软食或普通饮食。当产妇自解大便后，即可吃炖汤、肉类等食物。

（2）分娩时若有会阴撕裂并行缝合的产妇，在自解大便后，也可给普通饮食；重度撕裂缝合的产妇，应给少渣饮食5～6天。

（3）行剖宫术的产妇，术后胃肠功能已恢复（约术后24小时），应采用术后流质饮食1天（忌用牛奶、豆浆、大量蔗糖等胀气食品），情况好转后改用半流质饮食1～2天，再转为普通饮食。

（4）由于产后需要加快增加营养，应在三餐主餐外再加副餐2～3次。这样既能较好地补充所需营养，又可避免在一餐内摄入过多而引起消化功能失调。

（5）产后4～5小时内应争取解1次小便。若超过6小时不解小便的产妇可选用以下方药。

①炒麦芽，研成细末，每日3次，每次9克，用白开水送服。

②青小豆 50 克,小麦 50 克,通草 5 克。先将通草煮汁、去渣,再用药汁煮青小豆、小麦,煮成粥,早起服食。

③将羊肉 500 克,苹果 5 个,高良姜 6 克,一起熬成汤,再将胡椒粉 15 克,以及葱、食盐、醋等煮成羹,合面条拌匀食用。

12. 产妇忌喝浓汤

分娩以后,家里人都免不了要给产妇做些美味可口的菜肴,特别是炖一些营养丰富的汤。这不但可以给产妇增加营养,促进产后的恢复,同时可以催乳,使孩子得到足够的母乳。但是很多人不知道喝汤也有讲究。

(1)在孩子哇哇落地后就给产妇喝大量的汤,过早催乳使乳汁分泌增多。这时宝宝刚刚出世,胃的容量小,活动量少、吸吮母乳的能力较差,吃的乳汁较少,如有过多的乳汁淤滞,会导致产妇乳房胀痛。此时产妇乳头比较娇嫩,很容易发生破损,一旦被细菌感染,就会引起急性乳腺炎,乳房出现红、肿、热、痛,甚至化脓,增加了产妇的痛苦,还会影响正常哺乳。因此,产妇喝汤一般应在分娩1 周后逐渐增加,以适应孩子进食量渐增的需要。

(2)给产妇做汤,认为越浓、脂肪越多,营养就越丰富,以致常给产妇做含有大量脂肪的猪蹄汤、肥鸡汤、排骨汤等,实际上这样做很不科学。因为产妇吃了过多的高脂肪食物,会增加乳汁的脂肪含量,宝宝对这种高脂肪乳汁不能很好吸收,容易引起宝宝腹泻。同时,产妇吃过多高脂肪食物,很少吃含纤维素的食物,会使身体发胖。所以,应多喝一些含蛋白质、维生素、钙、磷、铁、锌等较丰富的汤,如精肉汤、动物血汤、蔬菜汤和水果汁等,以满足母体和宝宝的营养需要,同时还可防治产后便秘。

13. 产妇饮食禁忌

（1）产后滋补忌过量：分娩后为补充营养和有充足的奶水，一般都很重视产后的饮食滋补。其实大补特补既浪费又有损健康。滋补过量容易导致肥胖，会使体内糖和脂肪代谢失调，引发各种疾病。此外，营养太丰富，必然使奶水中的脂肪含量增多，如宝宝胃肠能够吸收也易造成肥胖，易患扁平足等疾病；如果宝宝消化能力较差，不能充分吸收，就会出现脂肪泻，长期慢性腹泻，极易造成营养不良。

（2）产后忌马上节食：哺乳期的产妇更不可节食，产后所增加的体重，主要为水分和脂肪。产妇还要吃钙质丰富的食物，每天最少要摄入 2 600～2 800 千卡的热能。

（3）产后忌吃辛辣温燥食物：因为辛辣温燥食物可助内热，而使产妇上火，出现口舌生疮、大便秘结或痔疮等。宝宝通过吸吮乳汁使内热加重。因此，产妇饮食宜清淡，尤其在产后 5～7 天之内，应以软饭、蛋汤等为主，不要吃过于油腻食物，特别应忌食大蒜、辣椒、胡椒、茴香、酒、韭菜等辛辣温燥食物。此外，还应忌食生冷、坚硬食品，以保护脾胃和防止牙齿松动。

14. 产妇忌服用鹿茸

中医学认为，鹿茸味甘、咸，性温，具有补肾壮阳、益精养血、强壮筋骨的功效。现代研究表明，鹿茸能提高血压，促进红细胞、血红蛋白及网状红细胞的生成，并有激素样作用。在临床上多用于真阳虚衰、精血两亏、冲任虚损、精神疲乏、畏寒乏力、子宫虚冷、不孕不育等阳虚症。可见鹿茸为补阳之药，而产妇常会在产后出现阴血亏损，元气耗伤的阴血不足，阳气偏旺，此时若服用鹿茸，必招致阳气更旺,阴血更损,造成血不循经的阴道不规则流血症状。由此看来,产后忌服用鹿茸为好。

15. 产妇忌过多服用人参

从临床医学角度来说,产后不宜立即服用人参来补身体。原因之一是人参所含的有效成分,如"人参皂苷"可作用于中枢神经及心脏、血管,以及作用于内分泌系统的配糖体等,这些成分能使人体产生广泛的兴奋作用,导致服用者出现失眠、烦躁、心神不宁等一系列症状。原因之二是"人参大补元气",服用过多,可使血循环加速,这对刚生完孩子的产妇很不利,因为在分娩过程中,内外生殖器的血管多有损伤,而服用人参,有碍受损血管的自行愈合,反而造成出血过多,流血不止,甚至大出血。研究表明,产后即服用人参,会使产妇阴道流血过多,而导致贫血,甚至出现产后烦躁综合征。产妇如需服用人参,一般应在产后3周以后,此时伤口已愈合,恶露已尽,有利于体力恢复,但一次不宜服食过多,宜掌握在3克以内。

16. 产后吃鸡宜与忌

老母鸡营养丰富,是补虚的佳品,我国民间历来有煨老母鸡给产妇吃的习惯,以达到补益产妇身体的目的。但在生活中发现,不少产妇产后立即进补老母鸡,再加上其他营养丰富的食品,仍出现奶水不足或泌乳少的现象,不能满足宝宝的需要。殊不知,造成奶水不足或无奶的原因之一就是产后立即吃了老母鸡的缘故。

为什么老母鸡营养丰富,吃了反而会回奶呢?这是因为产妇分娩后,血中雌激素与孕激素水平大大降低,这时泌乳素才能发挥始动和泌乳的作用,促进乳汁的形成。母鸡肉中含有一定量的雌激素,因此产后立即吃老母鸡,就会使产妇血中雌激素的含量增加,以致泌乳素的效能被抑制,从而导致产妇乳汁不足,甚至回奶。另外,因老母鸡多肥腻,产妇体质较差,胃肠消化功能相对较弱,如过早吃老母鸡,容易影响胃肠的消化功能,使营养物质不能被消化吸收。

那么,产妇应该在什么时候吃老母鸡呢?一般在产后7天后,可以煨老母鸡吃,对增加产妇营养,增强体质是大有好处的。

17. 产后不宜喝茶

经分娩以后产妇体力消耗很大,气血双虚,产后应卧床休息,以利于体力恢复。应多进汤汁类饮食,以增加乳汁的分泌,但产后不宜喝茶,这是因为茶叶中含有鞣酸,它可以与食物中的铁相结合,影响肠道对铁的吸收,从而引起贫血。茶水浓度越大,鞣酸含量越高,对铁的吸收影响越严重。另外,茶叶中含有咖啡因,饮用茶水后,使产妇精神振奋,不易入睡,影响产后的休息和体力的恢复,同时茶内的咖啡因可通过乳汁进入婴儿体内,容易使婴儿发生肠痉挛和忽然无故啼哭的现象。

四、产后锻炼宜与忌

1. 产后宜早活动

产后早活动的好处很多,可以促进产妇各器官生理功能的恢复,帮助子宫复旧和排净恶露,锻炼腹壁和骨盆底肌肉,促进胃肠活动,增加食欲,减少便秘;防止尿潴留,血栓性静脉炎;剖宫产分娩的产妇早下地活动可防止肠粘连,加速伤口愈合。

正常情况下,刚分娩后的产妇十分疲劳,应好好卧床休息,但需多翻身增加活动。正常经阴道自然分娩者,产后 6~12 小时内即可稍事活动,如翻身、伸屈腿等。如果产妇身体很健康,疲劳已经消除,会阴部也没有裂伤,可以坐起来吃饭。如坐床洗漱、大小便,扶床行走。24 小时后可以下床活动,但要注意刚下床时先在床边坐半个小时后再活动,否则突然起床就会出现头晕眼花。会阴侧切或剖宫产者,于产后第三日可起床稍事活动。产后 2 周可做胸膝卧位或保健操,也可做些轻便的家务。尽早适当运动和做产后保健操,有助于体力恢复,促进排尿排便,避免或减少静脉栓塞的发生,且能使盆底及腹肌张力恢复,避免腹壁皮肤过度松弛。产褥期要动而有度,不要急于从事繁重的家务劳动和剧烈运动,如洗衣、抬举重物、跑跳等。因此时子宫韧带松弛,骨盆底部组织张力降低,若从事重体力劳动或活动量过大,由于腹压增加,容易引起内脏(如子宫、膀胱、直肠)下垂或膨出。

妇女产后容易发生血栓病,这是由于孕期妇女体内凝血因子增多,使血液处于高凝状态,并一直维持到产后一段时间。另外,子宫增大压迫下腔静脉,使血液回流受阻。如果再加上产后妇女患某些疾病,或剖宫产后长期卧床,使血流缓慢,极易导致血栓病。下肢静脉血栓可出现下肢疼痛、行走困难;盆腔血栓表现为腹痛、高热、下肢压痛、皮肤发红和水肿;肺血管栓塞表现为胸痛、呼吸困难。深度静脉栓子小,易脱落游走,若阻塞肺动脉,可导致患者突然死亡。因此,产后妇女应早期离床活动。自然分娩者可在产后24 小时开始做轻微活动,剖宫产者可推迟到术后 3～4 天。

2. 产后恢复体形宜采取的措施

产后女性常常有一种无可奈何的感叹:体形难看了。由于怀孕期间子宫增大,腹肌也随之伸展,直到腹直肌分开。产后子宫逐渐复旧,但腹壁肌肉变得松弛难以恢复,尤其是有妊娠纹的女性,腹壁变得毫无弹性可言。如何在产后尽快恢复体形,是每个产妇关心的焦点。以下是产妇恢复体形宜采取的措施。

(1)保持良好的心态:产妇应打破传统观念,改变分娩后精神面貌不佳和自觉"青春已过"的心理。保持良好心理状态。

(2)合理调配饮食:分娩后,产妇不要盲目进食高脂肪膳食,要注意营养调配,多吃瘦肉、鱼、蛋、豆制品、蔬菜、水果等食物,既可满足身体对蛋白质、维生素、微量元素的需求,又可防止皮下脂肪堆积发生肥胖,而且有利于母体营养平衡和孩子的生长发育。

(3)坚持母乳喂养,注意乳房保健:许多产妇错误认为,不哺乳可以保持娇美的体态。事实恰恰相反,哺乳可以刺激新陈代谢,还可以把母体中多余的营养成分运送出去,减少皮下脂肪堆积,有效地防止肥胖。

(4)早期活动:分娩结束后,产妇常因伤口疼痛,或受风俗习惯的影响而卧床不动,其实这对产后健康恢复绝无好处。产后 24 小时内,产妇身体确感疲劳,应充分地休息。从第二天开始,就可适当活动,并坚持有计划地锻炼,这样可促进产妇身体尽快康复,增进食欲,防止大小便不畅和预防妇科病等。

(5)健美操:产后健美操,可在产妇分娩1周后进行。先在床上做仰卧位的腹肌活动和俯卧位的腰肌运动,以减少腹部、腰部的脂肪堆积,并促进松弛的腹壁肌收缩、复原。随着产妇体能的恢复,可适当增加运动量,增加热能消耗,防止肥胖,从而使产妇更加结实和健美。

3. 分娩后宜分段进行健美锻炼

产妇分娩后可制订一份健美锻炼计划。这份计划主要包括腹部、胸部、腰部和臀部进行健美锻炼,应根据产妇的身体状况,循序渐进,以身体能适应为宜,切不可操之过急,一般坚持3个月左右,就会有较明显的效果。

(1)第1~10天:主要练习有,①仰卧,两腿伸直,两脚交叉。收紧臀部和大腿,有意收紧肛门,坚持一会儿,再放松。重复6~8次。②仰卧,屈膝,两脚并拢。做深吸气,腹肌收紧,再呼气,腹肌保持紧张,然后再放松。重复6~8次。③仰卧,屈膝,两脚并拢。做收紧肛门的动作,像控制排便那样,再放松。重复6~8次。④仰卧,屈膝,两脚平放。用力收腹,下巴尽量碰胸,保持一会儿,再放松。重复6~8次。⑤仰卧,屈膝,两脚平放,两臂前伸,收紧腹部,上体稍抬,保持一会儿,再放松。重复6~8次。⑥仰卧,两臂平放于体侧,左右腿轮流上举与身体成90°。重复6~8次。以上练习可根据实际情况有所选择,每天练习2遍。

(2)第11~20天:主要练习有,①仰卧,两腿伸直。收腹举腿至90°,再放下。重复10~20次。②仰卧,屈膝分腿,两脚平放。臀向上抬,再放下。重复10~20次。③仰卧,屈膝分腿,两臂上举。收腹抬上体,再放下。重复 10~20 次。④俯卧,两腿并拢伸直,腹部垫一枕头。小腿后屈,脚跟尽量靠近臀部,再放下。重复 10~20 次。⑤俯卧,两臂平放于体侧。两腿伸直抬起,保持一会儿,再放下。重复 10~20 次。以上练习可根据实际情况有所选择,每天练习 2 遍。

(3)第 21~30 天:上述练习增加次数,每组 20~30 次,每天练习 2 遍。

(4)第二个月:除上述练习外,增加站立、坐撑、跪撑的各类踢腿、收腹练习。①坐撑,两腿伸直。屈膝收腿,再伸直。②坐撑,两腿伸直。屈膝收腿,向左转,还原到中间,伸直腿;再屈膝收腿,向右转,还原到中间,伸直腿。③左侧卧,两腿并拢伸直。右腿外展上抬,还原。右侧卧,左腿外展上抬,还原。④跪撑,手臂、大腿与地面成直角,呼气,右肩向右侧转;吸气回到中间。呼气,左肩向左侧转;吸气回到中间。⑤跪撑,双肘着地。左膝抬向胸前,然后伸直腿向后踢,还原。换右腿重复。⑥扶墙站立,向前踢腿;向侧踢腿;向后踢腿。以上练习重复 20~30 次,每天练习 1 遍,最后进行放松练习,坐在双腿上,臀部靠近脚后跟,向前俯身,胸部挨到膝盖,头碰地,双臂过头向前仰展,臀部向后伸展更加靠近脚跟。保持这种姿势,尽量放松,坚持 20 秒钟。

4. 宜知简单的产后健美方法

(1)左右扭腰:站立,抬起两臂带动上身向左右扭转。下身保持稳定,或者坐在凳子上,两手抱头,左右旋转腰肢。据测定,一般妇女只要坚持 1 个月的锻炼,腰围就会减少 3 厘米。

(2)身体仰伸:站立,双臂用力上举,连续做此动作或者做仰卧起坐。

(3)身体弯曲收缩:站立,双臂向脚前下伸,直到地面。练习举腿,双腿同时或交替向上举起,与身体成90°。或者坐在凳子上,让双腿不断地向前蹬伸,似游蛙泳的动作。

(4)踢腿下蹲:手扶固定物,两腿交替往前踢。两手平伸,同时下蹲,连续做此动作。活动腰腿。

5. 产后宜做的恢复形体操

(1)拔草式:双膝保持弯曲,双臂向下、向前伸,仿佛拔草。然后快速将两臂拉回,双肘在背后弯曲,双拳攥紧,好像吃力地拔草。适用于恢复胸部健美。

(2)跪地举腿:两腿跪下,两手撑地在前。弯曲一条腿,将其向前拉,然后将该腿尽量往后上方踢。适用于收紧臀部和腰部肌肉。

(3)拧腰:盘膝坐地,腰部左右反复扭转。先吸气,后转腰。适用于改变上身曲线,使腰肢苗条。

(4)站立举腿:一手叉腰,一手扶椅,上体正直。一条腿上举,注意大腿发力,膝盖要直;举到最高位时,慢慢往下放腿,同时收紧腹部。适用于消除腹部脂肪,使身段匀称。

(5)仰卧骑车式:仰卧,两手抱头,一腿伸直,另一腿弯曲,拉向胸前,依次屈伸,似骑车状。适用于腹部健美。

6. 产后宜做盆腔肌基格尔操

盆腔肌基格尔操适用于产后女性,可以减少妊娠造成的盆腔充血,加快产后恢复,增强盆腔肌弹性,有利于性生活和谐。

(1)逐渐收缩和放松骨盆底部肌肉。像故意抑制小便似地紧缩尿道肌肉,然后放松。

(2)收缩肛门括约肌,像在抑制大便,然后放松。

(3)收缩阴道周围肌肉,然后放松。

(4)收缩盆腔肌肉,坚持片刻后放松。此练习可坐在椅子上进行,骨盆区肌肉收缩后,人感到似乎要飘浮起来。放松后觉得有"膨胀"感,似乎正在排便。

(5)可在小便时检查自己的锻炼方法是否得当。其方法是:两腿分开于肩宽,小便进行中紧缩肌肉,如果小便停止,证明锻炼得法。

7. 产后腰痛宜进行功能锻炼

产妇在分娩时,机体的内分泌系统会发生一定程度的改变,使连接骨盆的韧带松弛,由于产后的这种内分泌的改变尚未得到调整,同时腹部肌肉也相对变得较为松弛,此时产妇稍微失去身体平衡或经常性的重复前屈变腰动作,就极有可能发生腰痛。为了加强腰背及腹肌的力量,增强腰椎的稳定性,最好在产后1周左右就逐渐开始进行功能锻炼。

(1)前屈后伸练习:两腿稍分开站立,一边呼气,一边将腰部慢慢向前弯曲,双手碰到地板、起身还原。一边吸气,一边将上肢慢慢向后伸展,还原。以上动作前后交替各进行10次。做2~3组。

(2)屈体运动:分开双膝,坐在椅子上,像要把头部夹在双膝间似的慢慢弯曲上身,还原。以上动作重复16次,做2~3组。

(3)转腰运动:仰卧,双手抓住床沿,左腿伸直摆向床的右侧,脸向左侧转。上半身尽量平卧于床,还原。再向相反方向重复上述动作。左右交替各进行8次。做2~3组。

(4)仰卧起坐运动:仰卧,双手抱膝,用反作用力收腹起身。还原。以上动作重复10次,做2~3组。

8. 剖宫产者宜做的辅助运动

剖宫产的产妇,除了上述的运动以外,还需要做一些辅助运动。呼吸与咳嗽的运动,有助于清除肺部的分泌物,而腿部的运动则有助于促进血液循环,因为在这段期间,可能行动会比较不方便。

(1)呼吸与咳嗽:要深呼吸,而其重点是在于呼气。在呼气的时候,用双手或枕头支撑伤口。维持膝盖的弯曲,同时试着在呼气的时候做一个轻咳的动作,否则会引起疼痛。

(2)腿部运动:坐在床上,脚趾向前伸展。将脚趾往上扳,然后再把脚趾往下推。连续做大约20次,迅速移动,使血液循环加快。双脚可以同时往相同的方向移动,也可以一只脚往上,一只脚往下地运动。接着,张开双脚,同时做脚踝的环绕运动,首先要顺时针方向环绕,然后再逆时针方向环绕。压紧膝盖,贴着床面,然后再放松。这运动有助于大腿部的运动,并促进血液循环。一次弯曲一只脚,将脚跟放在上床向前滑,然后在换膝盖弯曲的时候,伸直另一只脚。

9. 产后宜恢复双腿的魅力

产后由于下肢静脉回流受阻,形成不同程度的妊娠水肿,组织间隙水分增多,带来双腿皮肤紧绷,待水肿消去就显得皮肤松弛;同时还造成了下肢静脉曲张,加之产后较长时间的卧床,更加剧下肢静脉曲张,使青筋盘旋扭曲于浅表。如果怀孕期间及产后一段时期缺少运动,使双腿肌肉萎缩,逐渐为脂肪所填充。那么,如何使产妇的双腿恢复原有的魅力?这里介绍两种保养方法:

(1)产后使用弹力绷带或医用弹力套袜:这是最为简便实用的

保养方法。它可以压迫下肢静脉,迫使血液向心脏回流,从而消除或减轻下肢胀痛等症状。在怀孕后期,采用此法护理双腿亦可减轻水肿程度。

(2)产后做双腿健美操:产后第五天至满月,即可适当运动双腿,以锻炼腿部肌肉,改善下肢静脉血液的回流。锻炼时坐于地毯上,两下肢伸直,腰部挺直,两手臂伸直放到身后,手指伸开支撑地面,吸气时脚尖尽量上跷,呼气时脚尖尽量伸直;然后仰卧,两下肢伸直略分开,两臂放在身体两侧,吸气时左脚伸直,与上身成直角,足尖跷起。两只脚交替进行。

健美操适用于正常分娩的产妇,由于产妇体质大都较虚,故在锻炼期间要根据自己的具体情况量力而行,不可操之过急,每节操做2~3分钟,早晚各1次,尤其要注意锻炼时呼吸与动作的配合。满月后可进行各种肌群锻炼,以恢复大腿肌肉的强度、弹力,适宜的运动有慢跑、双腿伸屈运动、游泳等。

10. 产后宜恢复腹部肌肉

从怀孕开始到婴儿娩出,产妇的身体会发生戏剧性的变化。在怀孕期间,腰围大约增加了50厘米,因此产后会感到腹部是异常松弛。这时可以通过一些简单的运动,让肌肉尽量恢复原来的形状与力量。腹部的肌肉包括了四层纵横交错的肌肉,并具有以下的功能:①保护腹部的脏器,包括怀孕时的子宫。②支撑脊椎,并使骨盆维持在正确位置。③可以逐步地从各方向运动。④帮助身体的排出运动,如分娩、咳嗽与打喷嚏。

在最外侧,由上而下至腹部中央的肌肉称为腹直肌。腹直肌包括了2个半面,由一层薄薄的称为白线的纤维组织结合在一起。在腹部两侧的肌肉,由不同方向斜穿过腹部,更底下的一层,则是由一侧边穿到另一侧,直穿过腹部,这几层肌肉,有的并不在腹部中心交叉而过。在腹部的中央下方,只有一层肌肉,因此该部位特别多肉,而且容易受伤。怀孕期间,白线会开始变软,并开始扩张,使腹直肌的两层肌肉分开,以适合逐渐长大的胎儿。这肌肉的分开,被称为腹直肌的分离。产后3~4天,发现其间有2~4指宽的空间。当肌肉的力量开始增强时,这空间会缩减成只剩下1个手指的宽度。产妇通过一些简单的运动,可尽早度过这个阶段,同时也要开始进行一些较为有效的运动,让肌肉恢复原来的形状与力量。在开始做这些运动以前,要先做一些简单的检查,看肌肉是否已恢复至正常状态。

产后做正确的检查时,需要用力地运动这些肌肉。仰卧,屈膝,脚底贴于地面或床上。用力拉腹部肌肉,并将头与肩膀抬离地面。同时,伸出一只手,朝脚掌方向平伸。另一只手的手指置于肚脐下方,感觉到两条有力的腹直肌正在用力。

11. 产后宜运动骨盆肌肉

骨盆是由骨骼构成的盆状物,包括了两个大的骨盆骨,在脊椎的底部(骶骨)下方连结,称为骶髂关节。骨盆骨的连结,在前方有一关节,称为耻骨连结。在脊椎骶骨的下方有四块小的骨骼,构成了尾骨。骨盆主要的功能是支撑身体的结构,同时保护子宫和膀胱,在怀孕初期也保护正在成长的胚胎。构成盆状底部的是一层肌肉,称为骨盆肌肉。骨盆肌肉分为两层,即较内部的一层与外部的一层,由耻骨连结至尾骨,并穿过两边的髋骨。

在这些肌肉中,共有3个出口。一是由膀胱延伸出来的尿道出口,位于前方;一是由子宫延伸出来的阴道口,位于中央;另一个则是由大肠延伸而来的肛门口,位于后方。在外层肌肉,有环结在这些通口,称为括约肌,能使这些出口紧密地密合,特别是在腹部用力的时候,如当咳嗽、笑或打喷嚏的时候。怀孕期间,骨盆会支撑胎儿、胎盘,以及扩大的子宫。分娩后,这些肌肉会极度扩张而脆弱,因此要尽可能常运动这些肌肉,使它们恢复强健的状态。

产妇分娩时因为裂伤或侧切而有一些手术的缝针,也许紧缩这些肌肉会感到疼痛。但是,当用力紧缩并放松这些肌肉的时候,可增强此处的血液循环,并促进愈合的过程。紧缩运动不会对这些伤口造成伤害,因此愈快开始运动愈好。

12. 忌做体操运动的产妇

有些产妇由于体质虚弱,身患疾病,产后恢复较慢,不能进行强度大的体操锻炼。①体虚,潮热汗多者。②血压持续升高者。③有较严重心、肝、肺、肾疾病者。④贫血及有其他产后并发症者。⑤剖宫产者。⑥会阴严重撕裂者。⑦产褥感染者。

五、母乳喂养的宜与忌

1. 宜知母乳喂养的好处

当母亲喂哺婴儿时,那种爱抚和偎抱的亲昵动作,对宝宝情绪、智力和性格的发展有促进作用,可使宝宝获得安全感和满足感,使宝宝心情舒畅,并能促进母子感情的日益加深,也是孩子心理正常发展的重要因素。

(1)由于吸吮能反射性引起体内缩宫素分泌增加,因此能促进子宫收缩,减少产后流血,促使子宫复原。

(2)母亲从母乳喂养中密切了与宝宝的关系,并从中得到特殊的心理安慰。

(3)由于正常的母乳喂养能产生"哺乳期闭经",使母亲在这段时间内体内的蛋白质、铁和其他营养物质减少了消耗,得以贮存,既有利于母亲产后的康复,亦有利于延长生育间隔,起自然避孕的作用。据研究表明,母乳喂养可能通过使乳腺经历正常的生理活动和抑制卵巢细胞活动,而减少乳腺癌和卵巢癌发生的危险。

(4)母乳喂养对人类回归大自然和恢复整个自然界生态平衡具有非常深远的社会意义。母乳喂养可加快宝宝大脑的发育,增强孩子的抗病能力。

(5)母乳比配方奶、牛奶和羊奶都容易消化。母乳含有宝宝所需的各种无机盐和均衡的营养物质,喂养方便,且最卫生、安全、新鲜和经济。

2. 宜知影响乳汁分泌的因素

(1)情绪波动:与泌乳相关的多种激素都直接或间接地受下丘脑的调节。因下丘脑功能与情绪有关,故泌乳受情绪影响甚大。担忧的心情如惟恐泌乳量不足,可以刺激肾上腺素分泌,使乳腺血流量减少,妨碍营养物质及有关激素进入乳房,从而进一步减少乳汁分泌。刻板地规定哺乳时间也可造成精神紧张,故在早期采取按需哺乳宝宝的方式并做好及时的宣传解释工作甚为重要,新生儿期应合理安排母亲的生活及工作,以避免焦虑、悲伤、过度疲劳等。

(2)哺乳方式:按需哺乳及每日多次哺乳,可使催乳素保持较高的血浓度。按需哺乳还能保证宝宝有较强的吸吮力,吸吮对乳窦的刺激可反射性地促进泌乳,乳汁排空后使腺泡的压力降低,也可进一步刺激乳汁合成,因此有力的吸吮是促进乳汁分泌的重要因素。

(3)乳母的健康状况:乳母的健康状况显然会影响泌乳功能,故妇女产后的卫生保健对宝宝也十分重要。

3. 宜知产后最佳催乳时间

母乳喂养是促进优生优育的重要手段。产后催乳,不仅可维护母婴身心健康,有利于孩子的生长发育,也可给家庭减少经济负担。但产后何时催乳为佳,还是有一定学问的。

(1)掌握乳腺的分泌规律:一般来说,孩子生下来之后,产妇的乳腺在2～3天内开始分泌乳汁,但这时的乳汁比较黏稠,略带黄色,这就是初乳。初乳含有大量的活淋巴细胞,在机体内能制造免疫球蛋白 A(IgA),而且这些活淋巴细胞进入宝宝体内也同样可使宝宝体内产生免疫球蛋白A,从而保护宝宝免受细菌侵害。大约在产后第四天,乳腺才开始分泌真正的乳汁。由此可知,在产后第三天开始给产妇催乳是比较适宜的,既能为初乳过后分泌大量乳汁做准备,又可使产妇根据泌乳情况,随时控制汤饮数量。

(2)注意产妇身体状况:产妇若是身体健壮,且产后初乳量较多,可适当推迟喝汤时间,喝汤量也可适当减少,以免乳房过度充盈淤积而不适,甚者可能发生急性乳腺炎。若产后各方面情况比较差,可适当早一些进食汤饮,进食时应根据身体状况而定,防止胃肠负担过重而出现消化不良。

4. 哺乳期宜做好乳房护理

由于乳母在哺乳期的主要责任是喂养、哺育婴儿,因此在这一阶段,尤其要重视对乳房的保健。女性乳房是一个富于脂肪和腺体的组织,每个乳房由15～20个乳腺所组成,在乳腺间有不少结缔组织和脂肪,将每个乳腺隔成许多小房。每个乳腺由导管和腺泡两部分组成。腺泡是哺乳时分泌乳汁的部分,多个具有分泌功能的腺体组成一个小叶,多个小叶组成一个腺叶,每一小叶连接一个小管。许多小管再汇集在一起成为一个导管,总乳腺管开口于乳头。每个乳房含有15～20个腺叶,因此每个乳头上有12～20个小孔。腺叶与腺叶之间有许多脂肪和结缔组织相隔,无数淋巴管和血管行走其间,乳房外面有很厚的脂肪包盖,脂肪外面为皮肤。乳房上面的乳头是一个小结节,周围环绕一圈淡红色或褐色的皮肤区,叫做乳晕。乳晕内有很多微粒,妊娠后更为明显,这些微粒能分泌油性物质,有保护乳头的作用。

(1)避免乳头皲裂。每次喂奶后,挤少许奶水涂于乳头上,以保护乳头,不要马上把乳头盖上,让乳头风干;也不要用毛巾用力擦乳头,以免擦伤。

(2)不要穿太紧或质地太硬的内衣,要戴比较宽松的胸罩。不要压迫乳房,乳汁过于充足时,睡觉时要仰卧。

(3)奶胀了就马上喂;定时排空乳房,不要攒奶。如果宝宝不吃,就要将奶挤出。

(4)有乳核出现时要及时揉开,可用硫酸镁湿敷或热敷。

(5)保持心情愉快,不要着急上火。

夜间宝宝如果较长时间不吃奶而引起乳胀,要及时吸出,否则易患乳腺炎。

5. 产后宜预防乳胀

产后第二天乳房开始胀痛、沉重,局部可以摸到硬块。宝宝吸吮2～3天后,乳房变软,硬结消失,产妇自觉轻松,这是正常现象。但也有的产妇乳房胀得厉害,可摸到大硬块,又挤不出多少奶汁,宝宝吸吮后硬块不消,痛得不能碰,局部皮肤上能看见扩张的血管,甚至发热38℃左右,这就是俗话说的"乳热",不仅使产妇痛苦,而且还影响乳腺的分泌功能。因此预防产后乳胀很有必要,其措施为:

(1)从怀孕后期开始进行乳房护理。

(2)分娩后就让宝宝吸吮母乳。

(3)产后先不要多喝汤水,待乳管通畅后再添加鸡汤、鱼汤等食物,帮助下奶。

(4)产奶宜佩戴合适的乳罩或三角巾悬托乳房,促进局部血液循环。

6. 产后宜按摩乳房

产后乳房按摩,既可减轻乳房胀痛,又能促使乳汁流畅。其方法:每次哺乳前,将湿热毛巾覆盖在左右乳房上,两手掌心按住乳头及乳晕,顺时针或逆时针方向轻轻揉摩 15 分钟左右。这是因为由按摩乳头和乳晕而来的感觉信号经传入神经纤维抵达丘脑下部,可转而促使垂体生乳激素阵发性释放以促进乳汁分泌;可反射性地引起垂体后叶释放催产素,刺激乳腺和腺管的肌上皮细胞收缩,将乳汁喷入通向乳头的输乳管室。乳房按摩的作用与哺乳时宝宝对乳头的吮吸刺激相同。但是由于乳胀阶段,初生儿不会吸吮,往往不愿再吮吸,而母亲因乳房触痛难忍,又常不能尽心喂哺,惟有借助于乳房按摩。一旦乳胀自行消退,乳腺开始分泌白色乳汁,是否继续采取该项下乳措施,则取决于宝宝的吮吸能力。倘若吮吸能力不足,如早产儿、足月低体重儿,为提高母乳分泌量,除喂哺后必须将余奶吸出或挤掉外,喂哺前进行乳房按摩非常有益。

7. 宜用仙人掌外敷治乳汁淤积

产妇出现乳汁淤积的临床表现:乳房灼热、疼痛、红肿,伴有寒热、恶心、烦渴等,有的产妇腋窝还会有肿块,发病原因为产后 1 周内乳汁分泌充足,宝宝进食量相对较少,因由胃经热毒壅滞,极易发生乳汁淤积。但血常规结果正常,B 超检查也没有异常。

目前治疗产妇乳汁淤积的方法很多,如使用吸乳器吸剩余的奶汁,热敷,仙人掌外敷等方法。仙人掌外敷对产后母乳喂养及今后的泌乳没有影响。仙人掌外敷治产后乳汁淤积,与其能清热化淤和分解乳汁中糖分有关。仙人掌外敷法:将仙人掌去刺,搅成糊状敷在乳房硬肿处,并超过硬肿范围(腋窝处的淋巴结不予外敷),敷好后用纱布覆盖以免被衣服沾掉。24 小时后,大部分患者肿胀、疼痛可缓解,体温恢复正常。

8. 宜知挤奶方法

在很多情况下都需要把乳汁挤出去,如产妇或宝宝患病暂不能哺乳或吃奶,为保持奶量就需按时把奶水挤出来;缓解奶胀或漏奶;每次哺乳后排出剩余的乳汁。总之,每位哺乳产妇都要学会挤奶。

那么,怎样用手挤奶呢?如果准备给宝宝吃奶,产妇事先应消毒一个收集奶水用的广口杯子,将双手洗净,杯子放置在乳房下方,身体略前倾,用手将乳房托起。大拇指、食指分别放在上、下乳晕处,用大拇指和食指内侧向胸壁处挤,乳头夹在两指之间,挤在乳晕下方之乳窦上,经挤→松→挤→松,反复几次,乳汁就会顺利滴出。同样,再从左右两侧挤压乳晕,要使所有乳房小叶中的乳汁都排出来,以利于下次的泌乳。正确的挤奶方法可使产妇乳房保持松软,乳头可以伸展,既有利于下奶又便于宝宝吸吮。若乳房很胀,乳头疼痛,可用吸奶器来挤奶,吸奶器使用前应进行消毒。使用方法是先将橡皮球内空气挤压出去,再将玻璃罩口对准乳晕周围,紧贴皮肤不能漏气,放松橡皮球,将乳头和乳晕吸进罩内。挤压和放松橡皮球几次后,乳汁便会流进吸奶器内。

9. 宜知母乳不足的对策

(1)一般来说,除非乳腺先天性发育不良,否则乳汁不足可能由下列因素引起:

①营养不良,身体健康差。

②过度疲劳,睡眠不足,生活无规律。

③心情不舒畅,精神不愉快。

④哺乳方法不对,或由于乳头凹陷或乳头皲裂,宝宝不能很好

吮吸,因而乳房内的乳汁经常不得排空,乳汁也就越来越少。

(2)母乳不足的对策有以下4点:

①在母亲分娩后实行24小时母婴同室。让新生儿与母亲睡在同一张床上或睡在母亲旁边的小床中,这样可使母亲一开始便担负起关心和照料宝宝的责任,使产妇精神愉快,情绪稳定,做到早哺乳,勤哺乳,促进乳汁的分泌,提高母乳的喂养率。据统计,母婴同室,42天的母乳喂养率从54.3%提高到80.1%,可见母婴同室能促进母乳的分泌。

②强化反射。由于乳汁分泌是一系列复杂的反射活动,如母婴皮肤接触,要求产后20~30分钟将宝宝抱入母亲怀中进行首次皮肤接触,不要包裹,裸露皮肤直接接触,这是建立以后每次泌乳反射的原发刺激。

③按需哺乳,不计次数。这种经常性吸吮,可刺激乳母体内泌乳素的分泌,能使乳汁分泌得早些、多些。同时按需哺乳可预防奶胀等许多问题。研究表明,按需哺乳的婴儿不论在身高和体重的增长方面都明显优于定时哺乳的婴儿。

④如果母乳不足时,可先喂其他母亲的奶,亦可用小的塑料管一头插入盛有牛奶的瓶内,一头贴于母亲的乳头处,宝宝在吸吮母亲乳头的同时可将牛奶吃进体内,待母亲下奶后就可完全吃母乳。否则,宝宝吃了牛奶后就不愿吃母乳了。

10. 宜用中药催乳

产后乳量不足,中医学可分两型,即气血虚型缺奶和气血滞型缺奶,产妇要辨证用药。

(1)气血虚型缺奶:表现为乳房不胀痛,面色苍白,皮肤晦暗干燥,饮食不佳,舌淡红、无苔,脉多虚。选用补血益气与通乳药物。①黄芪15克,党参、当归、通草各10克,水煎汤,备用。另炖烂猪蹄 2～4 只,取猪蹄肉汤与药液同服。②豆腐 10 克,红糖 50 克,与适量水煮后,再加米酒 1 杯拌匀,豆腐与汤一起吃下。③猪蹄 2 只,生花生仁 30 克,同炖成烂泥状,连汤同吃,数量不限。

(2)气血滞型缺奶:乳房胀满疼痛,上腹部饱胀作痛,易激怒,舌苔薄黄,脉弦。选用行气活血药物。①漏芦 10 克,王不留行、天花粉各 6 克,水煎服,每日 2 次,连服 3～6 天。②用蒲公英 120 克,捣烂后敷乳房处。

11. 宜护理乳头皲裂

乳头皲裂的原因主要是由于婴儿含吮不正确,分娩后未能掌握正确喂哺技巧,过度地在乳头上使用肥皂和酒精干燥剂之类刺激物,以及婴儿口腔运动功能的失调等。

(1)哺乳前,乳母应取舒适松弛的喂哺姿势;湿热敷乳房和乳头 3～5 分钟,同时按摩乳房以刺激排乳反射;挤出少量乳汁,使乳晕变软易被婴儿含吮。

(2)哺乳时,先在损伤轻的一侧乳房哺乳,以减轻对另一侧乳房的吸吮力;让乳头和大部分乳晕含吮在婴儿口内;交替改变抱婴位置(一次为卧位,则另一次为坐位),使吸吮力分散在乳头和乳晕四周;频繁地哺乳;在喂哺结束后,等到婴儿松开乳头后,再把婴儿抱离,或由于母亲因某种原因不得不中断喂哺,则用食指轻轻按压婴儿下颌,温和地中断吸吮。

(3)哺乳后挤出少许乳汁涂在乳头和乳晕上,短暂暴露和干燥乳头。因乳汁具有抑菌作用且含有丰富蛋白质,能起到修复表皮的功能;穿戴棉制宽松内衣和胸罩,并放置乳头罩,以利于空气流通,皮损的愈合。

(4)如果乳头疼痛剧烈,可暂时停止母乳喂养 24 小时,但应将乳汁挤出,用小杯或小匙喂养婴儿。

12. 宜知产后急性乳腺炎的对策

乳腺炎是产褥期常见的疾病,急性乳腺炎以乳房的急性化脓性感染为常见。常发生于产后 3～4 周的哺乳期妇女,故又称之为哺乳期乳腺炎。急性乳腺炎的致病菌多为金黄色葡萄球菌及溶血性链球菌,经乳头的裂口或血行感染所致。乳汁淤积、排乳不畅是发病的主要原因。

为什么初产妇容易得乳腺炎呢? 这主要因为初产妇乳头的皮肤娇嫩,耐受不了宝宝吸奶时乳头含接不好,来回牵拉、摩擦乳头及乳晕,造成奶头皮肤损伤,形成裂口,尤其是乳头凹陷和平坦的可造成宝宝吮吸困难而咬破乳头,使乳头皮肤破溃,表面形成小裂口和溃疡,更耐受不了宝宝吸吮的刺激,而发生乳头皲裂。乳头裂口后,哺乳时会引起乳头疼痛,所以喂哺时间缩短,甚至不让宝宝吸奶,这时大量乳汁淤积在乳腺内,以致乳汁在乳腺内逐渐分解,分解后的产物最适合细菌的生长。假如此时外面的细菌从乳头裂口入侵,在乳腺内大量繁殖,便会发生乳腺炎。产妇会突然感到恶寒发热,乳房结块,局部红肿和疼痛。

患有乳腺炎的产妇要抓住有利时期尽早治疗,把疾病消灭在萌芽状态。当乳母哺乳时感到乳头疼痛,可采用热敷或在喂奶后使用鱼肝油外搽乳头。如乳头已皲裂,可暂停直接哺乳,或用玻璃罩橡皮乳头放在乳头周围皮肤上哺乳,再煎药外搽乳头裂口。产妇如已发生急性乳腺炎要及时就医。

13. 宜知哪些情况应停止哺乳

产妇在母乳喂养期间若发生了乳腺炎和乳头皲裂,患侧乳房必须停止哺乳,但健侧仍可喂哺。如果有产后高热,体温达

38.5℃以上且病因不明时应暂停哺乳,待查明原因,体温下降后方可继续哺乳。如果发生了产褥感染,需要使用对新生儿有害的抗生素,如磺胺类、四环素类、氯霉素、环丙沙星等,因大多数药物都可进入乳汁,所以暂不宜哺乳,或者在用药的前后 2 小时内不要喂奶。当然,治疗的药物最好选择对宝宝危害较小的如青霉素和头孢菌素类抗生素等。

14. 宜知如何掌握好断奶时机

目前建议母乳喂养可持续 18~24 个月,以后可根据孩子的具体情况逐渐断奶。

炎热的夏天不宜断奶,因为孩子添加辅食,必然会加重胃肠的负担,加上天气炎热,消化液分泌减少,胃肠道的功能降低,容易发生消化功能紊乱而引起消化不良,甚至发生细菌感染而腹泻。若是计划给孩子断奶的时间正是夏季,可以稍微推迟一些时间断奶,以免给孩子带来不良影响。

一般来说,给孩子断奶以春、秋季节为最佳。在开始断奶时,每日减少哺乳 1 次,以辅食代替。以后逐渐减少哺乳次数,增加辅食次数。在这一段时间内可练习养成用奶瓶和小匙喂养的习惯。

15. 宜知哺乳不会影响体形

有些年轻的妈妈为了保持自己娇美的体形,产后不亲自给宝宝哺乳,而用牛奶或其他乳品代替。其实,这种做法会适得其反。

(1)孕期母体贮存的部分脂肪是为产后哺乳而准备的。因此,分娩后哺育宝宝,随着乳汁的大量分泌,母体增加了热能消耗,可防止产后发胖,有利于产后形体的恢复。哺乳也不会使乳房松弛下垂。实际上,乳房松弛变形与孕晚期乳房胀大程度有关。胀得过大的乳房即使不哺乳也会松弛变形。否则,即使哺乳也不易变形。防止乳房松弛变形的关键是产后要正确使用乳托,而不是放弃哺乳。

(2)宝宝吸吮可以促使乳母子宫收缩、促进子宫腔内的分泌物尽快排出,以及子宫的复原。当宝宝吸奶时,母亲感到下腹正中轻度酸痛,说明子宫正在收缩。哺乳还可减少受孕几率。此外,哺乳妇女卵巢癌、乳腺癌发病率显著低于不哺乳妇女。可以说,哺乳有益于妇女的健康。

(3)哺乳时由于有宝宝的吸吮,刺激了乳头,使母体中的一种名叫催产素的激素分泌增加,此激素可使因妊娠而增大的子宫缩回,臃肿的腹壁迅速复原。哺乳还可以加速乳汁分泌,促进母体的新陈代谢和营养吸收,减少皮下脂肪的蓄积,从而也可以有效地防止肥胖。宝宝吃母乳时,可使乳房的肌上皮细胞和乳房悬韧带接受刺激,有助于防止乳房的过度下垂。

女性因生育而失去娇美的体形,是因为产后未能及时下床活动和生育过多而引起的,并非哺乳的缘故。哺乳有利于调整和恢复因妊娠而改变的生理状态,帮助恢复娇美的体形。

16. 产后宜知如何防止乳房下垂

母乳喂养是哺育婴儿的最佳方式,但仍有不少产后女性因害怕用母乳哺育婴儿会使乳房下垂,故拒绝哺乳,而是以人工喂养。其实,产后不必担心哺乳会使乳房下垂,只要保养得法,乳房照样可以耸立挺拔,而且还会更加丰满。

(1)哺乳时不要让孩子过度牵扯乳头,每次哺乳后还需用手轻轻托起乳房按摩 10 分钟。

(2)每日用温水洗涤乳房至少 2 次,这样既可保持乳房清洁,又能增加乳房悬韧带的弹性,对防止乳房下垂很有作用。

（3）选择乳罩时松紧度要合适，以发挥最佳提托作用，即使是哺乳期也要坚持戴上乳罩。

（4）坚持做俯卧撑等扩胸运动，使胸部肌肉发达，以增强乳房的支撑作用。

17. 哺乳期忌过长

一般母乳只能满足 6 个月以内幼儿的营养需要，12 个月以后乳汁的分泌量减少，乳汁中蛋白质和各种营养成分也明显减少。与此同时，婴儿随着年龄的增长，对各种营养素的要求也逐渐增加，如仍单纯依靠母乳营养，既显得不足，也不符合婴儿生长发育规律，需要对婴儿人工补充钙、铁及其他营养品。如果哺乳时间过长，还会使幼儿形成"恋奶"，拒绝吃其他食品，这样可造成营养不良。一般来说，纯母乳喂养满 6 个月开始添加辅食，继续母乳喂养至 2 岁。当然，断奶必须逐渐进行，应与辅助食品的添加相互配合。

18. 哺乳期忌用的药物

（1）锂制剂：哺乳期的母亲服用锂制剂后，婴儿血液中的锂水平显著增高，可达母亲水平的 33%～50%。

（2）放射性制剂：给母亲 10～30 微居里放射性碘后，有 27% 可通过血浆-乳汁屏障，对婴儿甲状腺产生抑制作用。如哺乳母亲必须注射放射性的诊断性药物时，应待乳汁样品中放射物质完全消失后再恢复哺乳。如 ^{131} 碘的消失时间为 7～9 天。

（3）异烟肼：母亲所服药物的代谢物也能在乳汁中出现。异烟肼的代谢物乙酰异烟肼可引起婴儿异烟肼肝中毒。

（4）高脂溶性药物：如二氯二苯三氯乙烷（DDT）和多卤联二

苯可在母体脂肪中储存多年,直至以后哺乳时才开始释放。乳汁可能是这类物质排泄至体外的惟一途径。有研究证实在停止使用DDT后7年,哺乳母亲的乳汁中仍有此类化合物,而此类化合物的安全标准尚未确定,在乳汁中能达到零为最好。

(5)巴比妥类:一般认为巴比妥类在乳汁中排泄很少,不会影响婴儿。据报道,患癫痫的乳母每日服苯巴比妥和苯妥英钠各400毫克,可使婴儿出现高铁血红蛋白血症,出现全身大瘀斑、嗜睡和虚脱现象。故哺乳的母亲应避免长期使用巴比妥类。

(6)抗生素及磺胺类:尽管有些抗生素在乳汁中浓度很高,可是到达婴儿体内的药量有限,不能达到有效浓度,但可引起婴儿过敏反应和导致耐药菌株的发生。有些抗生素,如卡那霉素和异烟肼给乳母应用后,有可能导致婴儿中毒,宜禁用。磺胺类通过乳汁的药量足以使6-磷酸葡萄糖脱氢酶缺乏的婴儿发生溶血性贫血,或由于它从血浆蛋白中置换胆红素而致新生儿黄疸。氯霉素可经乳汁排泄,有抑制婴儿骨髓的作用。四环素可引起婴儿牙齿染色、骨生长抑制。

(7)氯胺类:对骨髓能产生毒素。

(8)苯茚二酮:有乳母服用后使婴儿凝血酶原时间和部分凝血酶时间延长而致出血的报道。

(9)抗肿瘤药:如环磷酰胺、马法兰等可造成胎儿畸形及死胎,或新生儿畸形。

(10)阿司匹林:新生儿出血。

(11)利血平:鼻塞、呼吸道分泌物增多,体温不稳,抑郁等。

(12)普萘洛尔:可致心动过缓。

(13)碘:可致甲状腺功能减退。

(14)硫氧嘧啶:致甲状腺功能减退。

(15)噻嗪:低钾血症,血小板减少症。

(16)维生素:乳母患有维生素 B_1 缺乏症时,导致某种辅酶减少,碳水化合物代谢障碍,其氧化不全的中间产物如胆酸、乙酰醋酸、甲基乙二醛、丙酮酸在组织和体液包括乳汁中大量聚积,婴儿吸入这种乳汁可发生中毒。

19. 哺乳期忌多吃味精

味精是人们生活中不可或缺的调味之佳品,用以菜肴调味,有增加菜肴鲜味、丰富口感、促进食欲的作用。味精系粮食制作,质纯味美、营养丰富,能补脑镇惊、醒神开胃。其主要成分谷氨酸钠,食用后对人体有益无害。研究发现,味精的代谢产物谷氨酸,能随母乳进入婴儿体内,与婴儿血液中的锌元素结合并随尿排出体外,造成婴儿缺锌。若婴儿缺锌不仅会导致味觉减退、厌食,还可能出现生长迟缓、智力减退等严重后果。因此,分娩3个月内的乳母,应为婴儿的健康着想,在婴儿哺乳期内不食添加味精的食物,更不要给婴儿饮食内加味精调味,以免给婴儿造成不应有的危害。

20. 哺乳期忌喝啤酒

啤酒素有"液体维生素"的美称,但并非人人皆宜,如哺乳期妇女就不适合。因为啤酒是用大麦芽为主要原料配制而成,而大麦芽有抑制妇女奶水分泌和回奶的作用,故哺乳期的妇女不宜喝用大麦芽酿制的啤酒。

六、产后避孕宜与忌

1. 产后宜避孕

产后避孕的方法很多,可采用口服避孕药,能抑制排卵,阻止精子进入宫腔,改变子宫内膜、不利于孕卵着床而达到避孕的目的。亦可采用避孕套、阴道隔膜、体外排精,避免和阻止精子进入阴道,达到避孕的目的。但是,产后避孕最好的办法还是上节育环。

在各种避孕方法的选择中,宫内节育环是最为简便、长效的方法。节育环的种类很多,目前采用的以圆形不锈钢节育环为最多。其最大优点是在宫腔内存放时间长。据调查,放环 20 年以上,环的质量仍然能与刚生产出来的节育环的质量基本相似。从模拟腐蚀试验的结果来看,即使在宫腔内放置 30 年亦不会有多大的质量问题,所以放置 1 次可以终身避孕。但这种圆形的不锈钢宫内节育环的避孕失败率较高。因此,第一次放置宫内节育环或因某些原因需要调换宫内节育环的妇女最好选择含铜的节育环,它的失败率比较低。

由于宫内节育环在子宫腔内毕竟是一个异物,女性在绝经以后生殖道留有异物是容易发生感染的,所以绝经后的妇女应该把宫内节育环取出。一般来说,在绝经后 6～12 个月取环最为合适。因为这时已基本不会怀孕了,而子宫的萎缩刚刚开始,取环一般比较容易。此外,放环以后月经有不规则而治疗又无效时,应将节育环取出,同时刮取子宫内膜做病理检查,以排除某些疾病。

2. 宜知常用的避孕方法

(1)工具避孕,即利用工具防止精子进入阴道,防止进入阴道内的精子进入宫腔,或通过改变子宫腔内环境而达避孕目的。常用的方法有:①避孕套,每次性交时男方用。②阴道隔膜,每次性交时女方用。③宫内节育环,放在女性子宫内,可长期避孕。

(2)药物避孕是利用雌、孕激素抑制排卵、阻止孕卵在子宫腔着床或使精子难以通过宫颈进入子宫腔。避孕药的种类:长效避孕药、短效避孕药和局部杀精避孕药。

(3)手术避孕(绝育术)。

(4)安全期避孕(自然避孕法)。

(5)体外排精避孕,即在夫妇过性生活时,男方在将要射精前,将阴茎迅速从阴道抽出,把精液排在事先准备好的毛巾上,防止将精液射入阴道,避免精子与卵子结合。

3. 宜知避孕环对身体健康的影响

放置避孕环对妇女健康无不良影响,但也存在一些不良反应,如少数人可出现白带过多、下腹坠痛、腰痛或阴道出血、月经过多等。如放环时擦破了子宫颈或子宫内膜,几天内可能有少量的出血。子宫内膜受环的压迫,有炎性细胞浸润,就会有白带过多。白带增多的现象,一般在上环3个月左右会自行消失。至于下腹坠痛及腰痛,是放环后引起子宫收缩造成的。这些都属于妇女放环后的正常反应,一般不会影响身体健康,是子宫的局部反应,主要与子宫受异物刺激有关,随子宫对避孕环的适应,症状会逐渐消失。如果月经过多,持续时间较长,可请医生检查治疗,如用止血药无效,可将环取出。

4. 放环前后宜注意的问题

(1)为避免手术后感染,放环前 3 天不要性交,放环后 2 周之内也不要性交。因为平时子宫颈管黏液像一个栓子,能防止细菌进入宫腔。放环时由于操作将栓子弄掉了,加之放环时子宫内膜受到的轻微损伤还未修复,此时性交容易造成感染。此外,要保持外阴清洁,勤洗下身,但 1 周内不要盆浴,以免水进入宫颈腔引起感染。

(2)刚放环后,子宫颈口较松,环容易脱落。所以,放环后要休息 2 天,在 1 周内不要从事重体力劳动和剧烈活动,以免刚放入的环又从较松的宫口脱落。

(3)放环后短期内常有少量出血及白带增多,这是由于放环时子宫内膜轻度擦伤及受到刺激分泌增多造成。出血一般几天就会消失,但如果多于月经或持续超过 1 周以上,就应找医生处理。

(4)有的妇女子宫颈口松弛,子宫腔内的环容易脱落,尤其是在避孕环放置头 3 个月内,月经期流血增多,更容易将避孕环从子宫内冲出。除自己上厕所时留心外,还应定期去医院复查,以便及时发现问题。一般出血、脱落等问题多发生在放环后半年到 1 年之内,应在放环后 1 个月、3 个月、半年、1 年时各检查 1 次。

5. 避孕环多长时间更换

避孕环是可以长期使用的。除放环后有明显症状需要取环或换环外,不同类型的避孕环有各自在子宫内放置的期限。一般不锈钢单环在宫内可放置 20 年以上,甚至可作为终身的避孕工具,直到绝经时才需取出;塑料环及含铜的避孕环,一般 5 年以上更换

1次;用硅胶做的避孕环,一般8～10年换1次。

6. 宜知长效避孕药的种类

(1)长效口服避孕药:是长效雌激素和孕激素的复合制剂。口服吸收后储存在脂肪组织里缓慢释放,使其抑制排卵的作用维持一定的时间。避孕效果可达98%。用药1次可避孕1个月。根据其所含雌、孕激素量的不同,长效口服避孕药有复方18甲、复方16甲和复方炔诺酮等几种。它们的作用都一样。服用方法是从月经来潮的当天算起,第五天开始服第一粒,20天后再服1粒。以后每月在固定的日子服1粒。每次服药后10～15天来月经。复方16甲则要求月经来潮的第五天开始服第一粒,隔20天服第二粒,再隔20天服第三粒,从第三粒算起每28天服1粒。

(2)长效避孕针:是长效雌激素和孕激素的复合制剂。常用有避孕针1号,注射1次,可避孕1个月。

(3)皮下埋置避孕药:是将孕激素置于硅胶管内,埋入妇女皮下,药物经硅胶的膜孔,缓慢而衡定地释放出来,在人体内产生避孕作用。埋置1次,可避孕5年。

(4)硅胶阴道避孕环:是用硅胶制成的小环,环内装有孕激素。由避孕者自行放于阴道顶端,每天释放微量激素,可持续避孕1年。

7. 宜知短效避孕药的种类

短效口服避孕药是一种雌激素和孕激素的复方制剂。其主要作用是通过抑制排卵来达到避孕的目的,一旦停药很快就可怀孕。其应用范围最广,避孕效果达99%以上。短效避孕药有糖衣片、滴丸、纸型几种剂型。最常用的有:1号避孕药(复方炔诺酮),2号避孕药(复方甲地孕酮),复方18甲基炔诺酮和0号避孕药。这几种避孕药的服法都一样:从月经来潮的第一天算起,第五天开始每晚服1片,连服22天,不能间断。万一漏服,第二天清晨应及时补服。停药后2~3天自然行经,月经第五天再开始服下1个周期的药。若停药7天仍不行经,即于当晚开始服第二个周期的药。如果连续2~3个月不来月经。暂不继续服药,等待月经来潮。若停药后1个月仍未来月经,则应去医院检查原因。停药期间要采取其他避孕方法,否则一旦恢复排卵就可能怀孕。

药物必须每日按时服用,否则药量不规律,可能导致避孕失败。服用糖衣片,必须注意防潮和防止糖衣剥脱,否则将影响药效而导致避孕失败。

8. 宜知性事后服用的避孕药

"53"号抗孕片即为性事后服用的避孕药。用法:每次性交后女方立即服1片,但第一次性交的次日早晨应加服1片。为了使避孕药能在体内短期积累到一定水平,每2次服药的间隔不得超过4天,每月总药量不得少于12片。每次性交都应服药,但每天的服药量不必超过1片。"53"号抗孕片是通过干扰受精卵在子宫内膜着床来达到避孕的目的,如能正确服用,有效率可达99%以上。但应注意此药为肠溶片,服用时应吞服,勿嚼碎,以免失效。

9. 宜知使用避孕药注意的问题

(1)患有急慢性肝病、胃病、甲状腺功能亢进、乳房或子宫肿瘤者,应禁用避孕药。

(2)患有血栓性静脉炎、肺或脑血管栓塞等血管栓塞倾向者,应慎用或禁用避孕药。

(3)患有重度高血压、充血性心力衰竭或有水肿倾向者,慎用避孕药。

(4)服长效避孕药可通过乳汁排泄,影响婴儿健康,故哺乳期女性可采用其他的措施避孕。

(5)使用口服避孕药期间,不要同时服用苯巴比妥、利福平、氯氮䓬、解热镇痛药、新霉素、抗过敏药、解痉止痛药(如阿托品)等。

(6)长期使用避孕药时,应适当补充维生素 B_1、维生素 B_2、维生素 B_6、维生素 C,以防引起维生素缺乏症。

(7)避孕药必须按规定使用,不能漏用,药量也不可自行加减。长期使用某种避孕药,为了防止产生不良反应,应改用其他方法避孕。

(8)避孕药应在避光、干燥处贮存,还要防止孩子误服。

10. 宜知特殊情况下使用避孕药注意的问题

(1)流产后,避孕药应在来过 1 次月经后再用,以免于已怀孕时用药。

(2)长期用避孕药避孕的妇女,若想怀孕,应在停药半年后再怀孕。

(3)避孕药的效果相当可靠,特别是短效口服避孕药,如能按要求服用,避孕效果可达 99.9%。极少数避孕失败者,往往由于服药方法不正确、未坚持服药或药物保存不当、失效而造成。如果在用避孕药的同时使用抗癫痫药、利福平等干扰避孕药作用的药物,也会导致避孕的失败。

避孕药是否会导致胎儿畸形,目前还不能确定,但是为了慎重起见,如果在服药的过程中一旦怀孕了,最好做人工流产终止妊娠。

11. 宜用避孕套

避孕套是用优质乳胶制成的,是一种男性使用的简便易行的避孕工具。性交前,将避孕套套在阴茎上,射精时精液便排在套内,使精子和卵子不能相遇,从而达到避孕目的。避孕套有大、中、小 3 种型号,可以根据个人的阴茎大小选择使用。若选择不当,小了戴不上,容易破裂,大了容易滑脱,导致避孕失败。

避孕套使用前必须检查有无破孔或粘连,可往套里吹气进行检查,如无漏气便可使用。用前应将套前方小囊内空气排空、压扁。性交前将避孕套套在勃起的阴茎上,射精后应在阴茎尚未软缩之前,按住套口,连同阴茎一齐抽出,以免避孕套脱落,精液外溢。

因为男性一般很难控制自己的性过程,加之在射精前已有精子溢出,故使用避孕套一定要在性交之前套好,不要等快射精时临时套用,导致避孕失败。使用避孕套基本上不会影响性生活的愉悦,超薄避孕套效果更好。

12. 宜用阴道内避孕药膜

避孕药膜是由杀精子药、成膜剂和润滑剂 3 种成分组成。阴道内避孕药膜一是利用药膜溶解后的黏稠性使精子失去活力,二是利用药膜溶解在阴道与子宫颈周围,形成不能穿透的油层,阻止精子进入子宫,便于杀精药发挥作用,将精子杀死。药膜杀精子作用强,若能正确使用,避孕效果较好。

使用前将手洗净,将药膜 1 片随意揉成松软的小团,用食指送入阴道深处。如感觉药膜黏在手上,可在阴道内旋转一圈,膜脱下后继续将其推入;等 10 分钟或半小时,药膜溶化后再性交。

利用药膜避孕必须每次性交时都用,如果性交时间较长可中途再放 1 片。药膜应存放在阴凉干燥处。因每片药膜间都有纸隔开(以防止其粘连),故应注意识别药膜和纸,不要将纸误认为是药膜,从而导致避孕失败。

13. 宜知多次人工流产对身体的危害

虽然人工流产是 1 次手术,术中要出血,但由于机体有一定的调节功能,偶然做 1 次,只要注意术后调理,对身体健康一般没什么损害。但是,如果人工流产手术过频,即 1 年内做 2 次,或 2 次间隔的时间不超过 3 个月,就可能影响身体健康。多次人工流产的危害如下:

(1)反复吸取宫腔内容物可能造成宫腔及子宫颈管粘连,还可以发生宫腔积血或经血倒流入腹腔,引起子宫内膜异位症及周期性下腹痛。

(2)连续多次地进行人工流产术,子宫内膜的基底层会反复受到损伤,因而造成功能层无法重新生长。这时,虽然卵巢功能完好,每月按时排卵,因子宫内膜的功能层脱落后不能再生,也就不会来月经,故出现闭经。

(3)怀孕是一很复杂的生理变化过程,其中表现在内分泌方面的有孕激素增多、子宫内膜增厚、乳房增大,为孕育胎儿打下基础。反复的人工流产手术,容易引起内分泌发生紊乱,导致月经不调。

(4)每次人工流产后子宫内膜在短期内并不能完全修复,宫颈黏液栓塞又在手术中被擦掉。这样一来,细菌容易进入宫腔,造成子宫内膜炎及宫颈炎。

(5)反复做人工流产,往往要刮去子宫内膜,刮的次数越多,子宫内膜受损伤越大。当想要再次怀孕时,就容易发生胎盘植入、粘连,从而造成难产和胎盘滞留。

(6)怀孕时,子宫壁变得软而薄,多次怀孕,多次进行人工流产,很容易将软而薄的子宫壁穿通,造成子宫穿孔而危及生命。

14. 宜知绝育术

绝育术是指利用人工方法持久地断绝生育能力。女性绝育术为切断、结扎输卵管或用药物粘阻输卵管;男性绝育术为切断、结扎输精管或用药物粘阻输精管。其结果为阻断卵子或精子排出,造成女方或男方不再具有生育能力。近年来,国内外医学工作者对绝育术开展了大量的研究,采用了许多新的方法,既能减轻受术者的痛苦,又尽量防止了对受术者的损伤。实践证明,对于不愿要孩子的夫妇,绝育术比其他避孕方法更安全有效。

(1)女性绝育术是切断、结扎或用药物粘阻输卵管,手术范围小,出血少,不会损伤卵巢及其他腹腔内脏器,所以这种手术根本不会影响身体健康。

(2)男性绝育术是切断、结扎或用药物粘阻输精管,男性生殖器位于体外,输精管很容易找到,操作起来很方便,也不会损害其他脏器,手术时间短,无须住院。男性绝育术较之女性绝育术对身体的影响更小,故更应提倡。

有的人对绝育术有顾虑,将绝育术误认为是"阉割",这是非常错误的。阉割是切除男性的睾丸和女性的卵巢,而绝育术只是将输精管或输卵管结扎或切断,并没有切除卵巢和睾丸。①手术后男性的睾丸依旧产生精子和雄激素,只是精子不能通过尿道排出去,只能被身体吸收,使男性仍然有喉结、粗嗓门、长胡须、有性欲。②手术后女性卵巢依旧产生女性激素,保持女性乳房的丰满、女性特有的体形,并仍旧来月经、有性欲。无论男女手术后,性生活完全不受影响。相反由于不必担心怀孕,有的夫妇性生活会比以前更加美满。

七、产后心理呵护宜与忌

1. 宜顺利度过产后不适期

新生命的诞生是件喜事,但照顾好新生儿则不是一件简单的事情。这会给部分未有充分心理准备的父母带来极大的心理压力,尤其是产妇,分娩后由于体内激素的变化,加上缺乏照顾宝宝经验,都可能导致产后情绪的转变。产后情绪转变根据程度高低,大致可分为以下三种:轻度产后情绪低落、产后抑郁症及产后癫狂症。大约过半数的产妇在分娩后数日会有情绪不安、闷闷不乐、容易哭泣等现象,若情绪低落,但只要得到家人适当照顾和关怀,病症可在短期内消失,反之就有可能引致抑郁症。

美国一家大医院对 621 名体弱体瘦的患儿进行了调查分析。结果发现,这些孩子体弱的原因是母亲在哺乳期同丈夫争吵、闹离婚,天天生气,情绪不佳所致。科学家对乳母进行了调查研究发现,乳母在生气发怒后,奶中竟含有毒素,具有毒性。乳母如在生气时给孩子喂奶,就会使孩子中毒,导致孩子抗病能力下降,轻者长疮疖、疹毒,重者可发生一些感染性疾病。

患抑郁症的产妇易疲倦、失眠、食欲缺乏、便秘、月经失调、缺乏自信,不能适当照顾宝宝。病情严重时,更会产生自杀或伤害宝宝的念头,这类产妇必须接受心理咨询或药物治疗,否则有可能引致产后癫狂症。患了产后癫狂症的产妇会有恐惧、严重抑郁、幻觉或幻听等现象,甚至感到自己被人迫害、生活在困惑之中,若能得到及时辅导和治疗,便能痊愈,不至于引起严重后果。产后抑郁症不但令产妇失去自信,更因为产妇在患病期间因失去照顾宝宝的能力,而影响母子感情,影响婴儿成长,妨碍家庭生活,同时也令产妇产生怀孕恐惧,导致夫妻生活不协调,蒙上婚变阴影。

为了避免产后抑郁症的产生,夫妇在决定怀孕前必须有充足的心理准备和经济基础,在怀孕后要多了解有关怀孕、分娩、产后护理及照顾宝宝的知识。在怀孕及分娩期间,尽力保持原有的生活方式,不要有太大的转变,如换工作、搬家等;在产后,产妇除了照顾宝宝之外,也要设法抽出一些时间调剂生活,舒缓情绪。丈夫则必须多关心支持妻子,若妻子情绪不好,则应容忍,并多承担事务,以便使妻子顺利度过产后不适期。

2. 宜防产褥期精神病

产褥期精神病发病率为 0.1%～0.2%,许多病例发生于产后 3～7 天,产后 2 周内发病者占半数以上,产后 4 周内发病者占 80%。妊娠分娩及产后整个过程中新发生的机体内在环境的变化、心理因素、产褥感染的毒性反应、难产、失血过多、产后垂体及甲状腺功能低下等均为产褥期精神障碍的诱发因素。本病发病急骤,出现失眠、抑郁、食欲缺乏等前驱症状 1～2 天病情急剧恶化。产褥期初次发病而治愈者仅占 40%,60% 的患者以后经常复发。本病有以下临床类型:

(1)抑郁状态:是最多见的一种类型,多在产后 1 周内发病。初起表现为抑郁、言行迟缓、情绪低落、饮食减少、流泪悲伤、失眠、注意力不集中。以后可有明显的焦虑和激动,还可有严重的自卑感和罪恶妄想、自责自罪。

(2)神经症状态:发病率仅次于抑郁状态。眩晕、疲乏无力、食欲下降、腹泻等自主神经功能紊乱症状,时间久之还可能出现较显著的疑病性反应。

(3)错乱-谵妄状态:常并发于产褥感染,故又称之产褥感染中毒性精神病。早期有失眠、多梦、出汗异常、食欲缺乏,逐渐发展为焦躁、情绪不稳定、猜疑、易怒,继之突然出现思维紊乱、言语增多、意识错乱、幻听、幻视、定向力缺损、饮食及大小便不能自理,对新生儿不关心,并有杀害新生儿之危险。

(4)躁狂状态:表现为情绪高昂、言语动作增加,缺乏抑制,言辞夸大,使人感觉到患者精力充沛、过度兴奋、欣快状态。该型预后良好,经适当治疗可恢复正常。

(5)幻觉-妄想状态:表现为思维混乱、情绪淡漠,常有各种幻想和凌乱的妄想,可有打人毁物、自杀等冲动行为,这种状态常被诊断为精神分裂症。

(6)无力困惑状态:是产褥期精神障碍转变为慢性时常见的一种状态。表现为言语减少、动作缓慢、无力、嗜睡、主动性缺乏、对周围事物淡漠、反应迟钝。

3. 宜开心做妈妈

生孩子的过程是从女人到母亲的心理、生理的转变过程,能给她们更多的心理上和生理上的关爱,使她们保持良好的心态,顺利地分娩,开心地做妈妈,也是一件非常重要的事情。

(1)孕期心情良好者占大多数,但仍有一部分妇女在孕期心境欠佳,甚至有的整天担心孩子畸形,对这些妇女进行孕期保健,就不应仅仅是例行检查,而应解除她们的顾虑,帮助她们保持良好的心态。有些妇女在分娩时表现为焦虑、紧张、不安、恐惧等。研究表明,分娩期妇女出现焦虑、抑郁等是常见的心理反应,而这种情绪可通过内分泌系统减少子宫的血流量,使子宫收缩力减弱,影响产程进展并对产妇和胎儿造成危害。无论何种分娩方式,医护人员都应先向孕产妇详细解释可能出现的情况,特别是宫缩所造成的疼痛,让产妇及其家属有一定的思想准备。

(2)产后的尿异常与孕期的尿异常无明显的相关性,而与分娩方式有一定的关系,剖宫产产妇的尿异常明显高于阴道分娩产妇,可能与剖宫产术中术后留置导尿管有关。另外,产后有的妇女有大便方面的异常,且与分娩方式无关,可能与孕期和产褥期易发生痔疮,造成排便疼痛,排便困难,大便干燥有关。故在孕产期应强调妇女多食蔬菜、水果,以保证大便的通畅。

(3)分娩方式与产后的性感觉异常是有一定关系的。剖宫产组与阴道分娩组的妇女在产后开始同房的时间并无显著性差异,但阴道分娩妇女常抱怨性交疼痛,阴道干涩、性欲减退者更明显多于剖宫产者,正常分娩后激素水平急剧下降,若再哺乳更易使性生活受到影响,故产后有一部分妇女短时间内出现性方面的异常是正常的。同时,阴道分娩者常常有外阴切开、外阴裂伤等经历,妇女常常担心外阴伤口的疼痛,并害怕伤口裂开,是出现性方面异常的主要原因。产科医师在帮助孕妇分娩的同时,就应告诉她们伤口大约会多久愈合,多久可以同房,应用何种方法避孕等。

(4)分娩后由于体内雌、孕激素的急剧降低,妇女常常出现情绪不稳定。有不少产妇分娩后出现烦躁、焦虑、郁闷、爱哭泣等。据报道,产后 1 周内出现心理问题的产妇可占到 58.3%～86.4%。产后的精神疾患大致可分为产后郁闷、产后抑郁及产后抑郁性精神病三类,后者发病率低,较少见,而产后郁闷的发病率可达50%～70%,产后抑郁的发病率 3.5%～33%,其发生原因尚不完全清楚,有资料认为与年龄、孕期心情、以往情绪、孕期压力、社会帮助、母乳喂养等有关。

4. 宜知产妇怕什么

分娩是一种自然生理现象。虽然分娩会给产妇身体带来一些痛苦,但将为母亲的喜悦,从精神上给了产妇足够的安慰和补偿,所以大多数产妇都能保持良好的心态待产。但也有许多妇女带着不健康的心理进入待产室,影响分娩的顺利进行。

(1)怕生女孩:带着沉重的思想负担进入产房会使产妇大脑皮质形成优势兴奋灶,抑制垂体催产素的分泌,导致宫缩乏力,使分娩不能正常进行。

(2)怕难产:是顺产还是难产,一般取决于产力、产道和胎儿3个因素。产道包括骨盆和软产道两部分,其径线大小,形态是否正常,有无畸形,在产前检查的时候都已测过,胎儿大小在临产前可以估计和计算。如果这两项有明显异常,一般多在临产前便做了剖宫产的选择。进待产室待产的妇女一般这两项均没有明显异常情况。只要产力正常,自然分娩的希望很大。产力包括子宫收缩力、肛提肌收缩力和腹肌收缩力,其中子宫收缩力是主力。宫缩力的强弱在临产前不能预测,只有临产后才表现出来,影响子宫收缩的因素有子宫发育不良,参与分娩活动的内分泌不调及产妇的精神状态等。所以,产妇的正确态度可调动自身的有利因素积极参与分娩。

(3)怕痛:子宫收缩是人体内惟一有痛肌肉收缩,但并非不能耐受。解决的办法是行药物镇痛或精神预防性无痛分娩。因药物有时会抑制宫缩,所以选择后者为好,具体做法是应用各种方法,控制来自子宫的刺激,使宫缩刺激达不到痛阈。宫缩间歇时产妇全身放松,安静休息。常用的方法有深呼吸法、按摩法和压迫法3种:①深呼吸法。用于第一产程的早期,即从临产到宫口开大3～4厘米之前,也可与其他手法并用于整个第一产程。在每次宫缩开始时,均匀地做腹式呼吸动作,张大嘴巴,大口大口的吸气和呼气,并随着宫缩的加强,逐渐加深呼吸,宫缩间隔时停止。这样做深呼吸能兴奋产妇的大脑皮质,增加体内氧气的循环,加强全身的力量和子宫收缩,增强分娩活动,减少胎儿缺氧。②按摩法。用于每一产程的活跃期,即从子宫开大4厘米到开全时,由于宫缩逐渐加强,虽行深呼吸法产妇仍可有紧张的感觉,这时可用手在下腹部轻轻按摩,宫缩间歇时停止。亦可以让产妇侧卧,按摩腰部。按摩法可与深呼吸动作相互配合,由产妇自行操作或由助产人员操作。③压迫法。用于第一产程的活跃期,此法必须与深呼吸法并用,与按摩法交替使用。在宫缩时,用两手拇指掌面分别按压髂骨及耻骨联合或其他不适的部位,或在吸气时产妇用两拳压迫两侧腰部,此法最好由产妇自己来做。以上手法的实行多可极大地减轻产时疼痛,但对确实无效的,亦可及时改用盐酸哌替啶、地西泮、东莨菪碱药物镇痛。

(4)对剖宫产的误解:有人误认为,剖宫产母子安全,孩子聪明,于是不问自己条件如何,进医院就要求剖宫产。如果医师认为没有手术指征,产妇就在待产过程中不肯进食,一有宫缩就叫喊。这种精神紧张可导致自主神经系统的不平衡和子宫肌肉收缩功能的紊乱,产妇精神体力耗损,疲惫不堪,终至难产。剖宫产与阴道产式相比,对母体的损伤大,出血多,还有发生感染和腹膜粘连的可能性。剖宫产生出来的孩子由于未经过产道的挤压,有时反而比阴道产的孩子容易发生呼吸道并发症。可见,剖宫产是解决难产的有效手段,只适用于不可能阴道产的妇女。如果没有指征而·做剖宫产,对母子并没有好处。

5. 宜知产后抑郁症

妇女产后抑郁症在美国是一种发病率较高的病症。主要有两种：第一种是类似抑郁症，如情绪不稳、焦虑、不安和无助感等，不需治疗会在2周内自行消失，70%的产妇可能出现这种症状。第二种是真正的产后抑郁症，症状在2周后仍然存在，甚至加重。患产后抑郁症的原因有几个方面：

（1）产后性激素水平骤然降低，从而导致大脑神经递质的不平衡。分娩使产妇整个生活发生重大的变化。以前常规的生活规律被打乱了，生活简直不再属于自己了。很难预料，有多少人因无法逃避小生命的种种要求而被剥夺进餐、睡眠、看电视、工作、社交的自由，生活规律打乱。这一切有可能使某些产妇感到厌烦，怨恨，甚至迁怒于孩子。心理压力还来自产妇过分关心宝宝的健康，很在乎自己能否胜任母亲角色。如果某种情况下不能胜任母亲的角色和职能，本人会产生自责，如作为母亲对找人帮忙会感到很内疚。

（2）产后为了照顾新生儿而睡眠不足，产后疼痛导致生理上的不舒服，引起心理上的不适。妇女怀孕、分娩、产后发生性激素和多种激素的生理变化，作为人体的化学信使和身心功能的调节者，激素的微量改变就使人的身心功能发生重大变化。例如，孕酮是迄今发现的7种相互密切关联的雌激素中最重要的一种，其水平在孕妇中比非孕妇要高15~30倍。这种孕酮激素的变化对人的心理有重大的影响。产妇的个性气质、心理防卫功能、认知水平加剧这种心理影响和变化过程。

（3）对新生活、新环境适应不了。上述因素互相影响，共同发生作用。产后抑郁症的症状与普通抑郁症类同，如情绪不稳、焦虑、哭泣、无助感、睡眠失调、极度恐慌、淡漠等。严重者会丧失母爱，对自己的新生儿失去兴趣，甚至自杀或杀死自己的亲生骨肉。

产后抑郁症是实际较为多见而心理咨询门诊并不多见的抑郁症类型。本质上仍属于内源性抑郁症。产后抑郁症是指产后1~2周内（少数可在1~3个月内）突然发生抑郁症发作，情绪极端低下,生活无信心,对自己生育的儿女无兴趣和幸福感,反而感到累赘和罪疚感,有消极自杀言行。本症病因不明,但是预后较好,不少患者,尤其轻度抑郁症患者自行短期缓解,不求助于专业医师;少数病重者则需要正规的抗抑郁药治疗。

分娩是产妇在情绪上充满压力的重大心理变化时期。大多数妇女在分娩后 10 天内都会有一段情绪异常,心理不稳定,情绪低落,有哭泣悲观的现象。通常在 1~2 天后消失,此称为产后抑郁状态。该时期任何身心压力都可能诱发抑郁,尤其气质上呈现抑郁质者更容易发生。分娩对产妇来说是一种充满兴奋、惊奇、亲密的心理过程,反过来亦可以是充满恐惧、紧张、痛苦的过程(尤其经历难产的产妇)。围绕分娩和宝宝出生,有各种复杂的心理感受,如分娩的疼痛、产程是否顺利、宝宝的性别、健康和家人对此的看法。

据报道,每 1 000 名产妇中可能有 2 人在分娩后并发产后精神障碍,其中 3/4 为产后抑郁症,故是产后精神障碍最主要的类型。通常产后抑郁症在产后 2~3 天产生,产后 4~6 周为情绪脆弱期,对一切很敏感亦是发病高发期。少数可持续 3 个月以内。患者突然出现哭泣、烦恼、失眠、全身不适,虚弱感,胡思乱想,对母亲角色、母子关系产生种种病理心理障碍,最突出的是,大多数产妇对亲子的喜悦、兴奋、陶醉的心理消失,代之以对新生小生命出世的厌恶、憎恨、反感、自责,严重时有抛弃或杀死宝宝的病态心理。

针对分娩和母亲角色的心理障碍,应给予心理治疗,对缺乏生活经验、能力不强、照顾宝宝引起失眠和生活规律打乱后难以适应的产妇,暂时由他人代领代养宝宝是必要的。

6. 宜知产后抑郁症对孩子的不良影响

产后抑郁症一般在产后 6 周内发病,疲乏、易怒、焦虑、恐怖和抑郁是产后抑郁的主要特征,如不治疗,产后抑郁症状可持续数周。有 10%～20% 的产妇在分娩后会发生产后抑郁,发生抑郁前产妇常分娩后心理适应不良、睡眠不足、照料宝宝过于疲劳等情况出现。

(1)杀子宣泄:这是最糟的后果。有一个数字可能令许多人惊讶——在生日那天被父母杀害的儿童在全世界儿童被杀害中所占的比例高达 25%。在英国、德国、日本、北欧国家和法国,死于亲生父母手中的未满周岁儿童的人数一般比被他人杀死的多出 3 倍。据统计,在美国,每年被母亲亲手杀死的儿童人数多达 1 200～1 400 人。在西方国家,一半以上亲手杀死自己孩子的父母有酗酒和吸毒问题,造成他们的情绪极不稳定。现在,越来越多的医学专家和心理学家认为,产后抑郁症可能也是一种心理疾病,因为多数死于父母手中的孩子都未满 1 周岁。英国的法律甚至规定,对因产后情绪不稳定而弄死自己未满周岁孩子的女性不能判杀人罪。另外,有多种的社会因素也容易令那些处于贫穷、家庭破裂,以及在童年时代曾遭受肉体、性或者情感施暴的女性失控,迁怒于自己的孩子。

(2)造成母婴连接障碍:母婴连接是指母亲和宝宝间的情绪纽带,它取决于一些因素,包括母婴间躯体接触、宝宝的行为和母亲的情绪反应性。这种情感障碍往往会对孩子造成不良影响。研究表明,母婴连接不良时母亲可能拒绝照管宝宝,令宝宝发生损伤,并妨碍宝宝的正常发育生长。据报道,孩子多动症即与宝宝时期的母婴连接不良有关。患产后抑郁症的母亲不愿抱宝宝或不能给宝宝有效的喂食及观察宝宝温暖与否;不注意宝宝的反应,宝宝的啼哭或难喂不能唤起母亲注意;由于母亲的不正常抚摸,宝宝有时变得难以管理;母亲与宝宝相处不融洽,母亲往往手臂伸直抱孩子,不目击宝宝,忽视宝宝的交往信号,把宝宝的微笑或咯咯笑视为换气而不认为是社会交往的表示;厌恶孩子或害怕接触孩子,甚至出现一些妄想,如认为宝宝是新的救世主(夸大妄想),孩子生病或死亡(疾病妄想),孩子的形状、大小、色泽改变(体象改变)或孩子变为野兽或邪恶(变兽妄想)等。产后抑郁症对宝宝的不良影响会令孩子在出生后头 3 个月出现行为困难,宝宝较为紧张,较少满足,易疲惫,而且动作发展不良。母亲的产后抑郁症与宝宝的认知能力和宝宝的性格发展相关。母亲产后抑郁症的严重程度与宝宝的不良精神和运动发展呈正比。在产后第一年有抑郁症的母亲,她的孩子的能力和认知指数均显著低于健康妇女的孩子。

(3)影响孩子健康:抑郁母亲对孩子的发育有不利影响,包括阅读能力及运动技巧方面。母亲抑郁还会影响孩子的健康,比如在美国,1/4 的母亲抑郁时吸烟,常常忽视对孩子健康方面的照顾。

(4)女儿常早熟:研究发现,母亲有抑郁症,女儿会比别的女孩提前进入青春期。如果有继父或另一个男性进入母女的生活,女儿提前进入青春期的可能性就更加肯定。这是女孩早熟现象于营养因素之外的另一重要原因。

基于产后抑郁症对母亲和孩子的不良影响,一旦确诊,就应积极治疗。这不仅可避免母亲病情加重,甚至向产后精神病发展,也可使宝宝尽早地感受到妈妈的慈爱和温暖,健康快乐地成长。

7. 宜预防产后抑郁症的发生

女性的神经系统不如男性稳定,而产妇由于生理原因会比平时更加敏感,大约 80% 的母亲在产后会有情绪低落症状。怀孕以后,体内的激素水平在整个妊娠期都保持高水平,孕妇会感到整个妊娠期非常愉快、非常顺利。在孩子出生后的 72 小时内,这些激素水平急剧下降,导致了产后情绪低落,甚至产后抑郁症的发生。

但事实上并不是每位产妇在产后都会出现情绪低落的现象,其性质、严重程度和持续时间也因人而异,即使是同一个人在不同的产次也有很大差异。这说明产妇在产后的情绪不稳定状态,不仅仅是由于妊娠激素水平的突然下降,也可能是小生命的到来,使产妇及其家人的生活发生了重大的改变,因措手不及而引发身体和感情上的潜在问题。有的产妇白天情绪稳定,心情很好,而到了晚上孩子啼哭不止,就觉得无所适从,心情烦躁,继而出现情绪低落,甚至转变为产后抑郁症。另外,也有人发现产后体内缺钾会使产妇感到极度疲倦。

(1)当产妇在产后发生一定程度的情绪低落时,不要感到害怕和惊讶,要知道大多数妇女都有这样的过程。首先不要过度担忧。很多妇女担心在产后不能照顾好孩子,害怕伤口疼痛、子宫收缩痛,担心缺奶、产后体形改变等,其实这些都是很平常的事,不要过分在意,要努力松弛神经,很多的不适感就会随之消失。同时不要刻意地抑制自己的想法,要说出感受和不适。

(2)保证充分的睡眠和休息,很多不好的情绪来自于极度的疲倦。如果晚上睡不好,在白天可以把孩子抱到别的房间,自己争取打个盹。当然也不能成天躺在床上,要在室内做些轻便的活动,多呼吸新鲜空气,适当地散散步也有助于提高自己的情绪。

(3)注意调节饮食,不要吃太多的甜食,要多吃水果和蔬菜,多吃含钾丰富的香蕉、番茄等,要少吃多餐。

(4)家人和朋友的关心支持是非常重要的,尤其是产妇的丈夫。丈夫的陪伴、体贴和爱抚是任何东西都无法替代的。如果产妇的丈夫能这样做,对稳定孩子的情绪也非常有好处。

8. 产后抑郁症宜及时治疗

世界著名的精神病专家汉米尔顿经过调查后得出如下结论：产后1个月内被送进精神病院的妇女，是在妊娠期各月患精神病人数的18倍。这是多么可怕的结论，但却是事实。原因是产褥期是妇女情感生活中最为脆弱的阶段，妇女在分娩后数天内出现哭哭啼啼，心情不愉快，被大多数人认为是正常的现象。殊不知，在哭泣、烦闷的背后，却隐藏着一种不正常的而且危害妇女身心健康的精神疾病——母性抑郁。

所谓母性抑郁，是指发生在产后数天内，持续时间短，且基本上都能自愈的轻微精神障碍，其主要症状是烦闷、沮丧、哭泣、焦虑、失眠、食欲缺乏、易激动。此病在产妇中的发生率，国外均在50％～80％之间，我国一般亦可在50％左右。目前认为，由于分娩引起产妇内分泌环境的急剧变化而致内分泌失衡，是其主要的内因；而分娩方式、妊娠期及产褥期的并发症、新生儿疾病，以及家人对新生儿态度、丈夫的协作程度、社会的帮助等，都是不可忽视的诱因。

由此可见，产后的精神障碍不单是一个医学问题，也是社会因素和人格倾向的综合问题。产后抑郁一般不用药物治疗，关键在于预防发生和减轻症状，并防止发生严重的精神病。预防发生产后抑郁的主要方法有：

（1）提高认识：即认识到妊娠、分娩、产褥是妇女正常的生理过程，一旦妊娠，就要了解有关妊娠方面的知识，进行相应的产前检查和咨询。

（2）心情愉快：因为妊娠期表现焦虑的产妇，倾向于发生产后抑郁。做丈夫的有责任给予关心和生活上的帮助，减少精神刺激，这样有助于减少或减轻母性抑郁的发生。

(3)良好环境:让产妇在分娩后有一个和谐、温暖的家庭环境,并保证足够的营养和睡眠。对妻子分娩所承担的痛苦给予必要的关怀和补偿。

若产妇抑郁症状严重且持续时间长,就要在医师指导下,使用三环类抗抑郁药物治疗,也可用黄体酮肌内注射治疗。

9. 宜采用心理治疗产后抑郁症

谈话疗法可以使严重的产后抑郁症得以缓解。这一疗法可使母乳喂养宝宝的妈妈不吃抗抑郁药,避免抗抑郁药的不良反应对宝宝造成影响。虽然精神科医师总是强调用药,但心理治疗确实能对产后抑郁症起到有效的帮助。如果患者坚持不吃药,心理疗法也算是一种替换的选择。

八、产后防病宜与忌

1. 产后宜防病保健

产褥期，母体各系统的解剖和生理变化很大。机体抵抗力也大为降低，尤其是子宫内壁在胎盘娩出后尚留有巨大的创面，极易感染疾病，因此产后防病保健十分重要。

孕妇分娩后，体内激素发生变化，结果会导致关节囊及其附近的韧带出现张力下降，引起关节松弛。在产褥期间，产妇要注意休息，不要过多做家务，要减少手指和手腕的负担，少抱孩子。避免过早接触冷水。

产褥期的妇女在性交后易发生外阴炎、阴道炎、子宫内膜炎、盆腔炎、子宫出血、会阴部撕裂伤等，严重者还会引起败血症、失血性休克而危及生命。所以，在产褥期的妇女切忌性交，在分娩前3个月至分娩后2个月要避免性交，每日保持外阴的清洁卫生；产前要加强营养，注意休息，增强抵抗力。

2. 产后宜预防产褥感染

产后常发生的感染包括生殖泌尿道感染、乳房感染和呼吸道感染。首先在孕期加强保健，增强抵抗力防止这些感染发生；积极治疗各种妊娠并发症；孕晚期避免性交和盆浴，孕期要经常用毛巾擦洗乳头，增强乳头抗摩擦的能力。产后要注意保持外阴部的清

85

洁,便后要清洗,垫消毒卫生纸(巾),防止会阴部伤口感染。要适当起床活动,哺喂婴儿,这有利于子宫收缩、复旧、及时排出宫腔内积血,减少宫内感染的可能性。分娩过程中,因胎头压迫尿道,导尿的刺激及产后会阴伤疼痛反射,不少产妇产后排尿困难,反复导尿增加尿道感染的机会,所以应消除对排尿疼痛的顾虑,多饮水、定时排尿,加强尿道的自洁作用。如排尿困难可起床或上厕所排尿,或试用温水冲洗外阴诱导排尿,或在下腹部放置热水袋,刺激膀胱肌肉收缩等,若还排不出尿可在无菌操作下导尿。

产后 3~4 天乳房发胀,开始胀 1~2 天为急性期,主要是淋巴及静脉充盈,表现为乳房肿胀发硬,温度升高,少数体温可上升38℃以上,这是由于暂时充血引起,不需特殊处理。如乳腺管不通,则乳房胀实成硬结,乳汁淤积,加上乳头皲裂,细菌侵入,可发生急性乳腺炎。为预防急性乳腺炎应及时疏通乳腺管,防止硬结形成,一般采用按摩挤揉的方法,也可用热敷,服用中药辅助,每次哺乳完毕应将未吸完的乳汁挤出,如乳头皲裂,轻者可继续哺乳,重者应采用乳头罩间接哺乳,哺乳后乳头涂以金霉素眼膏等油膏,于哺乳前再洗净。产褥期多汗,加上分娩时出血、疲劳、气血两亏,抵抗力较低,如受凉易发生感冒,甚至患支气管炎、肺炎。预防呼吸道感染应注意保持室内温度适宜,空气新鲜,每天应开窗或门流通空气,产后要勤换衣服及床垫,可以用温水擦浴或淋浴,保持内衣干燥,避免吹风。产后早期起床活动对预防呼吸道感染也有好处。

3. 产后宜防尿潴留

一般来说,产妇在产后 6~8 小时就会自解小便。如果产后不能自解小便的产妇,就会发生尿潴留的情况。

(1)造成尿潴留的原因

①不习惯睡在床上解小便。

②会阴伤口肿痛厉害,反射性地引起尿道括约肌痉挛,因而排尿困难。

③产程较长,膀胱受胎儿压迫较久,膀胱黏膜水肿及充血,暂时丧失收缩力而功能失调或膀胱颈部黏膜肿胀。

④产后膀胱肌张力差,膀胱容量增大,对内部压力的增加不敏感而常无尿意,以致存积过量小便。

(2)治疗:产后尿量增多,造成尿潴留的出现,胀大的膀胱妨碍子宫收缩会引起产后出血。因此,必须采取有效措施:

①躺着解不出,坐起来试试。

②便盆内放热水,坐在上面熏或用温开水缓缓冲洗尿道口周围,以解除尿道括约肌痉挛,刺激膀胱收缩。

③小腹部放热水袋或用艾条熏灸,以刺激膀胱收缩。

④中药蝉蜕 9 克,煎汤一大碗,顿服,有较好的利尿作用。

⑤肌内注射卡巴可 0.25 毫克,促使膀胱收缩。采用上述办法仍然解不出小便,可考虑插导尿管导尿,并且保留导尿管数天。

4. 宜防治产后子宫复旧不全

在产妇分娩以后,膨大的子宫约需 6 周的时间方能恢复到接近妊娠前的大小;同时,子宫腔内由于胎盘剥离而形成的创面也在逐渐缩小,经过 6~8 周,创面可完全修复,子宫内膜也恢复到孕前的状态。子宫的这一复原过程,就叫做子宫复旧。如果由于某些原因,使得子宫复旧的能力受到阻碍,就会引起子宫复旧不全的病症。

(1)影响子宫复旧能力的因素

①胎盘或胎膜残留于子宫腔内。

②子宫内膜脱落不全。

③合并子宫内膜炎或盆腔内炎症。

④子宫过度后屈,使恶露不容易排出。

⑤合并子宫肌壁间肌瘤。

⑥排尿不利,膀胱过度充盈,致使子宫不能下降至盆腔。

⑦产妇年龄较大、健康情况差、分娩次数多或多胎妊娠者,也往往会影响子宫的复旧能力。

(2)临床表现:子宫复旧不全的主要表现是血性恶露明显增多,持续时间延长,可能长达 10 天左右(正常情况为 3～4 天),恶露混浊或有臭味,有时可能发生大量出血。血性恶露停止后,白带(也称白恶露)增多,产妇有时感到小腹坠胀或疼痛。子宫较同时期正常产妇的大而软,位置大多数后屈,有轻度压痛,宫颈口松弛。

(3)注意事项:为了预防子宫复旧不全的发生,一般要在产后注意以下几点:

①产后应及时排尿,不使膀胱过胀或经常处于膨胀状态,以免影响子宫复旧。

②产后 6～8 小时,疲劳消除后可以坐起来,第二天应下床活动,以利于身体生理功能和体力的恢复,有利于子宫复旧和恶露排出。

③产褥期应避免长期卧位,如果子宫已经向后倾曲,应做膝胸卧位来纠正。

④产后应该哺乳,因为宝宝的吮吸刺激,会反射性地引起子宫收缩,从而促进子宫复旧。

⑤要注意卫生,以免引起生殖道炎症。

5. 产后恶露宜调养

分娩后,从子宫和阴道等处分泌出混杂着血液的白带,医学上叫做恶露。恶露,主要是在胎盘剥离后损伤的子宫内的出血,但也有从外阴部来的混合分泌物。刚分娩之后不久即有恶露,混杂着大量红细胞,所以是红色的,但经过一周的时间就变成褐色了,此后还会出现黄色、浅黄色的分泌物。

产后有恶露的时间为30天左右。但是,一般哺乳的母亲时间短些,不哺乳的母亲则会延长,而且颜色也不易变浅。为什么哺乳的母亲恶露时间会短些呢?这是因为哺乳时婴儿一吸吮乳头,子宫即可发生收缩,有利于恶露的排出。子宫完全恢复需6~8周时间,但在产后10~14天是子宫回缩最快的时候,子宫收缩加快了,恶露的排出也就加快了。在产后3~4天时,母亲每次哺育婴儿时子宫都会发生明显的阵痛,有时还会比较强烈,这正是乳房与子宫回缩相关的证据。其作用是通过人体大脑分泌的激素进行调节,在妊娠中激素使乳房发育,而胎盘娩出后激素使乳房分泌,而当婴儿吸吮乳头时又可使子宫收缩。

红色和褐色的恶露,还有混杂着血液的叫血性恶露,这就意味着子宫内有新的伤口。在有恶露的期间,产妇还应做到以下几点:

(1)产妇分娩后总是在床上躺着,会因恶露使局部不易保持清洁,而引起细菌感染,可导致罹患产褥热、膀胱炎、肾盂肾炎等疾病。因此,应对恶露进行恰当的处置,保持局部的清洁。

(2)产后最初1周中,产妇应在局部用产褥用的月经巾(如有可能应用厚的生理用月经巾为佳)和脱脂棉等。用来固定月经巾的用品,每天要更换数次。这叫恶露更换,使其吸收恶露。

(3)用在1‰来苏儿液中或药皂液中浸泡过的脱脂棉,从上向下非常仔细地擦拭局部,特别是排尿排便部位,擦拭后更换新的月经巾。擦拭局部的纱布可从医院购买。医用纱布煮沸消毒后,浸泡在2%硼酸水中,放于消毒容器中备用。每次可用消毒镊子,或洗净消毒过的手去擦拭。

(4)因体温的关系,恶露容易腐败,所以每隔3~4小时,月经巾就要更换1次。恶露从红色变成褐色,又变成黄色,量也减少了,月经巾的更换时间就可以延长了。

(5)在产褥中,有必要经常对手进行消毒。可使用1%浓度的液体药皂溶液作为消毒液。药皂不要与普通肥皂混合,因为一经混合就无效了。用普通肥皂洗手后,要用流动水充分冲洗,也可以达到消毒的目的。

6. 宜护理产后腹痛

分娩后,下腹疼痛剧烈,而且拒绝触按,按之有结块,恶露不下,此是淤血阻在子宫引起;有的产妇疼痛夹冷感,得热痛感减轻,恶露量少,色紫有块,此是寒气入宫,气血阻塞所致。本病大多是淤和寒引起,但也有失血过多,子宫失于滋养而表现隐痛空空,恶露色淡的,此当以补养法治疗。

(1)如果产妇出现腹痛较重,并伴见高热(39℃以上),恶露秽臭色暗的,不宜自疗,应速送医院诊治。

(2)饮食宜清淡,少吃生冷食物。山芋、黄豆、蚕豆、豌豆、零食、牛奶、白糖等容易引起胀气的食物,也应少食为宜。

(3)保持大便畅通。产妇不要卧床不动,应及早起床活动,并按照体力渐渐增加活动量。禁止性交。

(4)腹痛时忌滥服抗生素及去痛片,因其无助于子宫排出恶露淤血,还会通过乳汁给宝宝带来不良反应。

(5)药膳方。①可用生姜30克,当归60克,羊肉120克,先将前两味药水煎过滤,取汁,再用其药汁炖羊肉,每早空腹服食。②可用干姜粉1.5克,红糖25克,沸水冲服,连服数次。③可用陈生姜250克,熟地黄500克,同炒为末,每服10克,温酒调下。

(6)每日按揉腹部数次,可帮助胃肠消化排气,并有利于子宫复旧,及时排清恶露。

7. 产后宜预防出血

一个产妇正常分娩所流失的血量为 50～200 毫升。在胎儿娩出后的 24 小时以内,如果出血量超过 400 毫升,就称为产后出血,又称为早期产后出血。如果出血发生在胎儿娩出 24 小时以后,在"月子"里的任何时候,称为晚期产后出血。产后出血必然影响产妇恢复,有损于健康,严重的甚至威胁生命。出血过多的即使挽救了生命,还可能因脑垂体缺血坏死,以后发生"席汉综合征"的疾病,将造成全身内分泌功能减退。产后出血是引起产妇死亡的重要原因之一,也是产科常见的并发症之一。

(1)产后出血的常见原因

①子宫收缩乏力。此为最常见的原因,占产后出血总数的 75%～90%。在正常情况下,胎盘与子宫壁剥离后留下的创面主要依靠子宫的规律收缩而止血。如果子宫收缩乏力,创面的血管就会持续不断地出血。所以,任何影响子宫收缩的因素,都可以引起产后出血,如分娩时间太长(超过 24 小时)、双胎妊娠、胎儿过大、子宫肌瘤合并妊娠、子宫畸形、羊水过多、生育次数过多或过密,或难产之后产妇体力衰竭、精神过度紧张、情绪低落等。

②胎盘滞留。有时由于产时未解小便,致使膀胱膨胀,也可阻碍胎盘排出;或在胎儿娩出后,接生人员过早地揉挤子宫和强拉脐带,可能扰乱正常子宫收缩或引起脐带断裂而造成出血。此外,在分娩过程中不恰当地使用强烈子宫收缩药物等,也能影响胎盘的自然剥离,使出血量增多。

③软产道损伤。胎儿过大、胎儿娩出过快或手术产,尤其是生第一胎时,都可使会阴、阴道、子宫颈撕裂,有的甚至发生子宫下段破裂,引起不同程度的出血。

④凝血功能障碍。如严重贫血、白血病、重症肝炎、重度妊娠

高血压综合征、胎盘早期剥离、羊水栓塞或死胎时,也可引起产后出血。这种原因虽不多见,但后果非常严重。晚期产后出血,是由于胎盘残留、子宫胎盘部位复旧不佳、宫腔感染等原因所引起的。

(2)产后出血的预防:产后出血重在预防。除了实行计划生育、提倡一对夫妇只生一个孩子以外,从孕妇本身来说,关键在于怀孕后应定期进行产前检查。此外,正式临产后思想不能太紧张,应照常饮食,保持一定体力。在产时或产后,应特别注意阴道出血情况。如果发生了产后出血,也不必恐惧,应及时送往医院治疗,千万不能在家耽搁。

8. 产后宜知子宫收缩痛的对策

许多产妇在分娩后都能感觉到子宫收缩痛,这是正常的生理现象。因为产后膨大的子宫要逐渐收缩,回复到未孕时的大小。这一缩复过程是很快的,一般产后 45 天,子宫就缩小到刚分娩完的 1/20 大。分娩后的子宫收缩痛比月经期的下腹坠胀痛通常更加强烈,但子宫收缩得越快越硬,产后出血就会越少。在给孩子哺乳时,因乳头的刺激也可能使产妇感到小腹肌肉在痉挛、疼痛。剖宫产的产妇因为产后要使用催产素,所以疼痛的感觉会比较强烈。

(1)产后子宫收缩痛一般不用治疗,3～4 天通常就会消失。如果感觉疼痛较为剧烈,可在小腹部用热敷,或服用中成药,如产复康颗粒、益母草冲剂等。镇痛药对产后子宫收缩痛作用不大。

(2)产后子宫收缩痛还要与一些病理性疾病导致的疼痛加以区别,如并发子宫内膜炎、盆腔炎,产褥期感染性疾病及子宫肌瘤、子宫后位等。

9. 产后宜知发热的对策

产后 10 天之内出现的发热,首先要考虑产褥期的感染。另外,产后发热还要考虑急性乳腺炎、泌尿系感染、上呼吸道感染、产褥中暑等疾病。所以出现产后发热时必须做进一步的检查,如血常规检验,看白细胞总数、分类;尿常规检查,排除泌尿系感染,以及看有无鼻塞、咽喉肿痛等上呼吸道感染症状。应积极查找发热的原因,针对病因给予相应的治疗。

10. 产后宜护理会阴伤口

正常情况下,会阴侧切伤口一般需 2～3 周才能完全愈合。产后 10 天左右,阴道会掉出带结的肠线头,此属正常现象,不必惊慌,如果在产后出现异常情况,则需及时处理。

(1)保持会阴部清洁:不论是自然撕裂,还是切开的伤口,一般都可在 3～5 天愈合,每天要用温开水冲洗 2 次;为防止伤口污染,每次便后用新洁尔灭消毒棉擦拭并冲洗外阴,应由前向后冲洗;注意勤换卫生护垫,避免浸湿伤口。

(2)防止会阴切口裂开:发生便秘时,不可进气用力扩张会阴部,可用开塞露或液体石蜡润滑,尤其是拆线后头 2～3 天,避免做下蹲、用力动作;解便时宜先收缩会阴部和臀部,然后坐在马桶上,可有效地避免会阴伤口裂开。坐立时身体重心偏向右侧,既可减轻伤口受压而引起的疼痛,也可防止表皮错开;避免摔倒或大腿过度外展而使伤口裂开。

(3)避免伤口发生血肿:产后最初几天,产妇宜采取右侧卧位,促使伤口内的积血流出,不致内积而形成血肿,影响愈合,也可防止恶露中的子宫内膜碎片流入伤口,日后形成子宫内膜异位症;待

4～5 天后伤口长得较为牢固,但恶露难以流入时,便可采取左右轮换卧位;注意会阴切口的情况,术后 1～2 小时内伤口出现疼痛,且越来越剧,应马上与医师联系,及时进行处理。

(4)避免会阴切口感染:当伤口出现肿胀、疼痛、硬结,并在挤压时有脓性分泌物时,应在医师的指导下服用抗生素,拆除缝线,以便脓液流出;局部使用红外灯进行理疗,也可促进伤口愈合。

(5)小心护理水肿伤口:伤口水肿时,在拆线前因缝合线勒得很紧,使疼痛持续不减。可用 95％的酒精纱布或 50％硫酸镁溶液进行局部热敷、湿敷,每日 2 次;卧位时,尽量将臀部抬高一些,以利于体液回流,减轻伤口水肿和疼痛。

11. 产后宜防便秘

产妇分娩后最初几天往往发生便秘,有时 3～5 天不解大便,或者大便困难,引起腹胀、食欲缺乏,严重者还会导致脱肛、痔疮、子宫下垂等疾病。

(1)引起产后大便困难的常见原因

①由于孕晚期子宫增大,腹直肌和盆底肌被膨胀的子宫胀松,甚至部分肌纤维断裂,产后腹肌和盆底肌肉松弛,收缩无力,腹压减弱,加之产后体质虚弱,不能依靠腹压来协助排便,解大便自然发生困难。

②产后多因卧床休息,活动减少,影响肠子蠕动,不易排便。

③产后饮食单调,食物往往缺乏纤维素,尤其缺少粗纤维的含量,这就减少了对消化道的刺激作用,也使肠蠕动减弱,影响排便。

(2)产后便秘的对策

①产后应适当地活动,不能长时间卧床。产后头两天应勤翻身,吃饭时应坐起来。应尽早下床活动。

②产后要多喝汤、多饮水,每日进餐应适当配一定比例的杂

粮,做到粗细粮搭配,力求主食多样化。在吃肉、蛋食物的同时,还要吃一些含纤维素多的新鲜蔬菜和水果。

③心情舒畅。产妇保持精神愉快,避免不良的精神刺激,因为不良情绪可使胃酸分泌量下降,肠胃蠕动减慢。

④药膳方

●黑芝麻、核桃仁、蜂蜜各60克。先将芝麻、核桃仁捣碎,磨成糊,煮熟后冲入蜂蜜,分2次1日服完,能润滑肠道,通利大便。

●当归、熟地黄各15克,白芍10克,川芎5克,桃仁、杏仁、火麻仁、郁李仁、瓜蒌仁各10克。水煎,每日2次分服。能养血润燥通便。

12. 产后宜防痔疮、肛裂

产后易患痔疮的原因,是产妇分娩后由于子宫收缩,直接承受胎儿的压迫突然消失,使肠腔舒张扩大,粪便在直肠滞留的时间较长,容易形成便秘,加之在分娩过程中会阴被撕裂,造成肛门水肿、疼痛等。因此。产妇分娩后要注意肛门保健,防止便秘是防止痔疮发生的关键。

(1)产妇由于产后失血,肠道里的水分不足,以致造成便秘。产妇勤饮水,早活动,可增加肠道水分,增强肠道蠕动,预防便秘。

(2)产妇产后怕受寒,不论吃什么都加胡椒,这样很容易诱发痔疮;同样,过多吃鸡蛋等精细食物,可引起大便干结而量少,使粪便在肠道中停留时间较长,不但能引起痔疮,而且对人体健康亦不利。因此,产妇的食物一定要搭配芹菜、白菜等纤维素较多的食品,这样消化后的残渣较多,大便易于排出。

(3)勤换内裤,勤洗浴,以保持肛门清洁,避免恶露刺激,并能促进其血液循环,消除水肿,预防外痔。

(4)产妇不论大便是否干燥,第一次排便一定要用开塞露润滑粪便,以免撕伤肛管黏膜而发生肛裂。

13. 产后宜防外阴炎症

外阴部在生理解剖上有其特殊的地位,它的前面是尿道,后面是肛门,中间是阴道,局部皮肤常被尿液、阴道分泌物浸润,容易污染,产后分泌恶露,月经纸垫与外阴摩擦,易使局部皮肤发红、发热、肿胀,加之产后抵抗力低下,常因局部皮肤损伤,引起细菌感染而发炎。

急性外阴发炎时,局部皮肤红、肿、热、痛,甚至糜烂、渗液、溃疡,严重者可以引起全身症状、发热、腹股沟淋巴结肿大、压痛等。如果急性期发作症状较轻,未引起足够重视,可转为慢性,造成局部皮肤粗糙,外阴瘙痒,影响工作、生活和学习。

(1)产后应保持外阴皮肤清洁,大小便后用纸擦净,应由前向后擦,大便后最好用水冲洗外阴。

(2)恶露未净应勤换月经纸和月经带,勤换内裤。

(3)发现外阴部有红色小点凸起,可在局部涂些2%碘酒。注意只能涂在凸起的部位,不要涂到旁边的皮肤。少数人对碘酒过敏,不能涂搽。如果严重,可到医院就诊。

(4)患外阴炎后,应忌食辛辣厚味、醪糟等刺激性食物,宜吃清淡食物。

14. 产后宜防膀胱炎

产后患膀胱炎的原因在于,产后膀胱的肌肉暂时还比较松弛,容易积存尿液,孕晚期体内潴留的水分,在产后也主要通过肾脏排泄。从而增加了膀胱的负担,降低了膀胱的防病能力,这时细菌容易侵入尿道引起膀胱炎。

预防膀胱炎发生的方法是在产后多排尿,不要使尿在膀胱里贮存过久,以免细菌繁殖。还要经常清洗外阴部,保持清洁,同时要防止脏水流入阴道。

15. 产后宜防肌纤维织炎

产后肌纤维织炎的主要症状是腰局部发凉、肌肉发紧、僵硬、酸胀不适,遇阴雨天则更加严重。

(1)注意气候变化:产妇分娩后,由于出血和体力的消耗,身体的抗病能力下降,若不注意防风寒,虚邪、贼风易乘虚而入,引起肌纤维织炎。因此,产妇应注意四时气候的变化,对虚邪贼风应注意规避。

(2)注意增加营养:因为分娩时出血较多,身体耗损,抵抗力下降,极需增加脂肪、蛋白质的食品及富含维生素的新鲜蔬菜和水果等。

(3)物理治疗:①选用红外线照射或超短波理疗。②根据疼痛部位的大小,将食盐放入锅中炒热,用布包好敷于疼痛处,每日 1 次,每次 20~30 分钟。③电针治疗。

16. 产后宜预防阴道松弛

在未生育时,两性交合很紧贴,阴茎进入阴道时有一种令人愉悦的感觉,但生育后就完全不同了,阴道显得很宽松,性交时夫妻双方都会产生一种交合不够紧的感受,这种情形可能影响性生活的和谐,造成丈夫的不满足及妻子的性压抑。

(1)原因:产后阴道松弛的关键是耻骨尾骨肌功能的下降。耻骨尾骨肌是肛提肌群中作用范围最广的肌肉之一,它能托起盆腔内脏,保持盆底部软组织张力,它与近端尿道壁括约肌相互交错,还伸延进阴道括约肌的 1/3,因此能收缩直肠下端和阴道,完善排便动作及阴道"紧握"功能。当两性交合的时候,耻骨尾骨肌开始"工作",阴道收缩,"紧握"阴茎,使两性结合更加完全。由此可见,防治产后阴道松弛则要注意锻炼耻骨尾骨肌的功能。

(2)预防:产妇可做"提肛功",具体操作为吸气时用力使肛门收缩,呼气时放松,反复 20～30 次。隔 1～2 分钟再进行 1 次,每天锻炼 5～6 次,每周锻炼 2～3 次。锻炼时间可采用慢速收缩、快速收缩或两者交替进行。

17. 宜防治产后子宫脱垂及阴道壁膨出

子宫从正常位置沿阴道下降,子宫颈下部接近阴道口,甚至子宫全部脱出于阴道口外,称为子宫脱垂。常伴阴道前、后壁膨出。本病主要的发病原因是分娩时子宫的韧带及骨盆底的肌肉筋膜组织过度伸展或撕裂所致。老年妇女雌激素水平低下和种种因素造成的长期腹压增加均可促使或加重子宫脱垂的发生。

(1)临床表现:轻者在阴道口可以见到子宫颈或/和膨出的阴道前壁。继之,脱出于阴道口外,休息、卧床后能自动回缩。随病情发展,脱出物越来越大且不能自行复位,严重时子宫颈因长期摩擦而糜烂、溃疡、感染;下坠感、腰酸;膀胱膨出可发生排尿困难、尿潴留,且易并发泌尿系感染。还常因咳嗽、用力等腹压增加时尿溢出——张力性尿失禁;直肠膨出时易有便秘或排便困难。

(2)防治措施:避免子宫脱垂及阴道后壁膨出的发生,应做到:①要计划生育,防止多产。②分娩时要听从助产人员指导,避免盲目屏气用力,避免滞产。③产伤要及时正确修补。④产后不要过早做重体力劳动。⑤加强产后保健。⑥防治慢性气管炎、便秘,以及经常增加腹压的慢性病等。

如果患有子宫脱垂及阴道前后壁膨出的症状,轻者应注意营养及适当休息,保持大便通畅,避免增加腹压和重体力劳动,可常服补中益气丸;如果属于中度以上子宫脱垂的患者,宜到医院诊治或手术治疗。

18. 宜防治产后盆腔静脉曲张

盆腔静脉曲张是指盆腔内长期淤血、血管壁弹性消失、血流不畅、静脉怒张弯曲的一种病变,本病好发于产妇和体质较弱的妇女。造成盆腔淤血的原因很多,最主要是由于妊娠期子宫增大,压迫盆腔血管,血液回流受阻,引起淤血。产后调养不当,盆腔血管复旧不良,也可造成盆腔淤血。而产后久蹲、久站、久坐、长期便秘等,也是主要原因之一。由于盆腔静脉淤血,可引起下腹疼痛、坠胀、恶露多、月经过多。又因长期淤血造成子宫颈肥大、腺体增生、阴道壁充血而白带增多,呈水样或白色透明黏液。还可因盆腔静脉曲张影响膀胱而出现尿频、尿急等膀胱刺激症状,影响直肠使肠壁静脉曲张而出现痔疮,同时也可引起腰酸及腰骶部坠痛。

防治盆腔静脉曲张可根据上述发病原因,除去外界和人为因素,做好产后调养,加强腹肌、盆底肌肉和下肢肌肉的锻炼,具体做法如下。

(1)产后注意卧床休息,经常变换体位,最好多采取侧卧位。在可能的情况下,卧床可采取头低脚高位。避免长时间的下蹲、站立和坐。

(2)保持大便通畅,若有便秘发生,应早、晚服蜂蜜1匙,多吃新鲜蔬菜、水果。

(3)确诊为盆腔淤血者,可按摩下腹部。用手掌在下腹部做顺时针方向和逆时针方向按摩,并同时在尾骶部进行上下往返按摩,每日2次,每次10~15遍。

(4)用活血化淤、芳香理气药热熨,可选川芎、乳香、广木香、小茴香、路路通、红花各 15 克,炒热装入布袋中,熨下腹部、腰脊和尾骶周围。

(5)做缩肛运动。

(6)平卧床上,两脚踏床,紧靠臀部,两手臂平放在身体的两侧,然后腰部用力,将臀部抬高、放下,每日 2 次,每次 20 遍,逐渐增加次数。

(7)手扶桌边或床边,两足并拢做下蹲、起立动作,每日 2 次,每次 5～10 遍。

(8)症状较严重者,除进行以上锻炼外,还可采用膝胸卧位。即胸部紧贴床,臀部抬高,大腿必须与小腿呈直角,每日 2 次,每次 15 分钟。

19. 宜防治产后颈背酸痛

一些产妇在给孩子喂奶后,常感到颈背酸痛,随着喂奶时间的延长,症状愈加明显。

(1)发病原因

①产妇不良的姿势。一般乳母在给婴儿喂奶时,都喜欢低头看着婴儿吮奶,由于每次喂奶的时间较长,且每天数次。长期如此,就容易使颈背部的肌肉紧张而疲劳,产生酸痛不适感;此外,为了夜间能照顾好孩子,或为哺乳时方便,习惯固定一个姿势睡觉、造成颈椎侧弯,引起单侧的颈背肌肉紧张。

②女性生理因素与职业的影响。由于女性颈部的肌肉、韧带张力与男性相比显得相对较弱,尤其是那些在产前长期从事低头伏案工作的女性(会计、打字、编辑、缝纫),如果营养不足,休息不佳,加上平时身体素质较差。在哺乳时就更容易引起颈、背、肩的肌肉、韧带、结缔组织劳损而引发疼痛或酸胀不适。

③自身疾病的影响。一些乳母由于乳头内陷,宝宝吮奶时常

含不稳乳头,这就迫使做母亲的要低头照看和随时调整宝宝的头部。加之哺乳时间较长,容易使颈背部肌肉出现劳损而感到疼痛或不适。此外,患有某些疾病如颈椎病等,也会加剧神经受累的程度。导致颈背酸痛,以及肩、臂、手指的酸胀麻木。甚至还会出现头晕、心悸、恶心、呕吐、四肢无力等。

(2)预防措施:及时纠正自己不良姿势和习惯,避免长时间低头哺乳;在给孩子喂奶的过程中,可以间断性地做头往后仰,颈向左右转动的动作,夜间不要习惯于单侧卧位和哺乳,以减少颈背肌肉、韧带的紧张与疲劳,平时注意适当的锻炼或活动。另外,要防止乳头内陷、颈椎病等疾患,消除诱因。最后,要注意头颈部的保暖,夏天避免电风扇直接吹头部;同时,要加强营养,必要时可进行自我按摩,以改善颈背部血液循环。

20. 宜及时治疗产妇骨盆损伤

(1)尾骨骨折:尾骨是骨盆的一部分,产妇骨盆如偏于狭窄,或是胎儿太大,分娩时尾骨受到的挤压力便比一般情况下要大;同时,由于胎儿生长发育需从母体获得钙质,产妇尾骨和其他骨骼一样因此而缺钙,这样就可能发生骨折。发生尾骨骨折后,主要症状是骶尾部疼痛,仰卧、坐位时疼痛更加明显。排便时也可引起疼痛加重。X线片能显示骨折,但这种骨折一般不会有大的移位,仰卧、坐位时在疼痛部位垫一个气圈,或改为侧卧位,坐狭长的凳子,使这个部位落空,可减轻症状。注意适当多饮水,服些润滑通便的药物,2~3周就可愈合,对以后工作、生活没有影响。个别患者痊愈后仍有"尾骨痛"现象,应尽量保守治疗,必要时手术切除尾骨,效果良好。

(2)耻骨联合分离:耻骨联合在阴阜皮肤下,由两侧的耻骨以软骨紧密连接,平时不活动。妊娠后随着胎儿的发育增大,至后期胎头下降准备娩出,耻骨联合上下的韧带逐渐松弛。分娩时两者轻度分离,使胎儿顺利出生,然后逐渐恢复正常。若耻骨联合分离过大,则难以恢复,表现为耻骨联合部持续疼痛、按压痛,影响性生活。走路时两侧髋关节轮番上升,使分离的两侧耻骨上下活动,引起疼痛加重。X线片可显示耻骨联合间隙大于正常。防治方法,产后卧床以侧卧和仰卧位置相交替,有助于恢复。可用宽布带缠绕骨盆部以减轻疼痛促进愈合,症状较重的应在医师指导下,使用帆布兜带悬吊或骨盆夹板,一般休息一个半月后,症状会消失。

(3)耻骨软骨炎:可发生在妊娠后期或产后。妊娠后期胎儿增大,子宫压迫耻骨联合部,或因分娩困难,产程较长,耻骨联合受到损伤,影响局部血液循环,发生无菌性炎症。治疗上与耻骨联合分离相似,必要时可服消炎止痛药物。

21. 宜预防产后心力衰竭

患有心脏病的妇女在怀孕和分娩时有可能发生心力衰竭,除此之外,在产后的 6～8 天内,尤其是产后 1～3 天,仍存在发生心力衰竭的危险,应高度重视,做好预防工作。

(1)注意休息:产后最好请别人带孩子,以保证产妇充足睡眠,避免劳累。产妇每天在床上活动下肢,以助心脏活动,5～7 天后再下地活动,本着循序渐进的原则,先小活动,后大活动,根据身体状况来实行。

(2)情绪不宜激动:如不要惹产妇生气。

(3)适宜饮食:产妇饮食仍要限制盐量,易食低钠盐食物;多食容易消化的食物,不可吃太油腻的食品,以防增加消化负担。一次不要吃得过饱,特别是晚餐不要吃得过饱,最好少食多餐。

(4)防止感染:产妇所用的卫生巾应消毒,并经常更换,保持会阴部干爽。

(5)喂养注意：心脏功能不全的产妇不宜哺乳，可采取人工喂养。

(6)严禁性交：产褥期内的产妇严禁性交，防止感染。

(7)选择绝育时间：一般在产后1周左右做绝育手术（输卵管结扎术）。如果产妇心脏不好，患有心力衰竭者，要在心力衰竭控制后再做绝育手术。

22. 宜知产后手脚麻木、疼痛对策

(1)产后因受凉而引起手脚麻木、疼痛者，可局部热敷、理疗（超短波、光疗、离子导入等）或口服维生素 E、维生素 B_{12} 等。必要时，亦可采取按压穴位治疗，手臂麻木者可取位于锁骨上凹内 1/3 与 2/3 交界向上 1 寸处按压，手法应由轻到重，患者有电麻传导感，并向手指尖放射为有效；腿脚麻木者，可取足三里、三阴交穴，每穴按压 3～5 分钟。亦可服用中成药，如舒筋活血丸、鸡血藤浸膏片等，随症加减。

(2)产后因机体缺钙所导致大腿抽筋及手脚麻木、疼痛者，可适当补充钙剂，如钙片和维生素 D 制剂。饮食中应多吃鱼、动物肝及瘦肉、木耳、蘑菇等含钙多的食物。

23. 宜防产褥期中暑

炎夏坐月子，有的产妇由于受旧风俗影响，怕产后受风，因此关闭门窗，穿着、盖的又过多，发生产后中暑。轻者头晕头痛、胸闷、疲乏无力，体温高达 39℃左右，身上满布汗疹；重者症状加重，甚至抽风昏迷引起生命危险。正常人体在下丘脑体温调节中枢的控制下产热和散热处于动态平衡，体温维持在 37℃左右。产褥期产妇一般体质较为虚弱，中枢体温调节功能发生障碍，在高温、高

湿、通风不良的情况下,往往容易导致产后中暑。

如发现产妇有中暑的症状,应立即离开高温环境,到通风较好处休息。解开衣服,多饮些淡盐水或服十滴水、仁丹、解暑片、藿香正气水等,短时间内即可好转。出现高热、昏迷、抽搐者,应让患者侧卧、头向后仰,保证呼吸道畅通。在呼叫救护车或通知急救中心的同时,可用湿毛巾或用30％～50％的酒精擦浴前胸、后背等处。

夏天坐月子预防中暑,关键要讲究科学的护理知识。应注意居室通风,穿衣要适宜,必要时还要给予产妇温水擦澡,以利于身体散热。一般产后感觉口渴、多汗、恶心、头晕、心慌、胸闷等不适时,应考虑为中暑的先兆。所以,夏天分娩的产妇,平时多饮盐开水或绿豆汤,以尿色淡黄为度;冬瓜汤与西瓜汁均有清热解暑功能,宜多饮用。

24. 产后出血宜用药膳调养

(1)黄芪炖母鸡:老母鸡1只,黄芪120克,生姜5片,黄酒2匙,葱段1茎,大茴香、食盐各适量。将鸡宰杀后去毛及内脏,洗净;再将黄芪洗净后切小节,装入鸡腹中,用白线缝合。然后将鸡放入锅中,加生姜、黄酒、葱、大茴香及食盐,加水适量,置大火上烧沸后,再用小火慢炖至肉熟烂。佐餐食用,吃肉饮汤。具有益气固脱的功效,适用于气虚型产后出血。

(2)参芪炖鸡:党参、黄芪各30克,淮山药25克,大枣20枚,母鸡1只,黄酒、食盐各适量。将鸡宰杀后,去毛及内脏,洗净后与诸药同放入炖盅内,加黄酒至药面,隔水炖熟后,放入食盐调味。分数次佐餐食用。具有补气益血固脱的功效,适用于气虚型产后出血。

(3)党参杞子炖鹌鹑:鹌鹑2只,党参30克,枸杞子12克,淮山药15克,食盐适量。党参、淮山药、枸杞子洗净;鹌鹑活宰,去毛、脚及肠脏,洗净,斩件。把全部用料放入炖盅,加开水适量,盖好盖,隔水小火炖 2 小时,加食盐调味。佐餐食用。具有补气养阴,健脾益肾的功效,适用于产后出血。

(4)良姜米醋鸡蛋:高良姜 10 克,鸡蛋 2 个,米醋 15 毫升。高良姜研粉,鸡蛋打入调匀,炒至将熟时,用米醋炙制即可,顿服。具有温养气血,保津醒神的功效,适用于产后出血。

(5)红冠花鸡蛋:鸡冠花 3 克,鸡蛋 2 个。将红鸡冠花浓煎取汁,冲生鸡蛋,置火上微沸。待温顿服。具有行血化瘀,扶正固本的功效,适用于产后出血。

(6)益母草茶:益母草 40 克。水煎取汁,代茶饮,每日 1 剂。具有活血化瘀,调经利水的功效,适用于产后出血。

(7)山楂益母糖茶:山楂 30 克,红糖、益母草各 20 克。将山楂、益母草洗净,放入沙锅,加清水 2 碗半,煮至 1 碗,去渣,加入红糖,煮至红糖完全溶解即可,代茶饮。具有活血祛瘀止痛的功效,适用于产后出血。

(8)旱莲小蓟茶:墨旱莲 30 克,小蓟 15 克。水煎取汁,代茶饮,每日 1 剂。具有凉血止血的功效,适用于产后出血。

(9)仙鹤贯众茶:仙鹤草 30 克,贯众 30 克。水煎取汁,代茶饮,每日 1 剂。具有凉血止血的功效,适用于产后出血。

(10)益母大枣茶:益母草 40 克,大枣 30 克。水煎取汁,代茶饮,每日 1 剂。具有活血化瘀,调经利水的功效,适用于产后出血。

25. 产后恶露不下宜用药膳调养

(1)胎盘炖鳖肉:胎盘 1 个,鳖肉 120 克,植物油 12 克,食盐适量。将胎盘洗净,切成长宽各 2 厘米;鳖肉切成长宽各 2.5 厘米。将沙锅放在旺火上,放油烧至八成热,倒入胎盘、鳖肉速炒半分钟,加入清水 2 碗,稍煮片刻,一起装入钵内,然后上蒸笼用旺火蒸半小时即可。佐餐食用,一般服用5~7次有效。具有补气固冲止血的功效,适用于气虚型患者。

(2)赤豆酒酿蛋:赤小豆50克,糯米甜酒酿250克,鸡蛋4个,红糖适量。赤小豆淘净,加水煮烂,入甜酒酿,烧沸,打入鸡蛋,待蛋凝熟透加红糖。每日1剂,煎3次。热药汤中入琥珀粉,餐前温服。具有养血散瘀,利水通乳,适用于产后恶露不下。

(3)米酒蒸螃蟹:螃蟹数只,米酒1~2汤匙。将螃蟹洗净,盛碗内,隔水蒸,将熟时加入米酒,再蒸片刻,饮汤,食蟹肉。具有化瘀活血,滋肾养阴的功效,适用于产后恶露不下。

26. 产后子宫复旧不全宜用药膳调养

(1)黄芪升麻大枣炖母鸡:炙黄芪15克,升麻10克,大枣15枚,母鸡1只,黄酒、葱花、生姜末、食盐、味精、香油各适量。将炙黄芪、升麻拣杂,洗净,切片后放入纱布袋中,扎紧袋口,备用。将大枣拣洗干净,放入温水中浸泡片刻,去核,待用。母鸡宰杀后去毛及内脏,洗净,入沸水锅焯烫3分钟,捞出,冲洗净,将黄芪、升麻药袋及大枣塞进鸡腹,放入沙锅,加足量水,大火煮沸,烹入黄酒,改用小火煨煮40分钟,取出药袋,滤尽药汁,加葱花、生姜末,继续用小火煨炖至鸡肉酥烂,加食盐、味精,拌和均匀,淋入香油即成。佐餐当菜,随意服食,吃鸡肉,饮汤汁。具有补气健脾,摄血固冲的功效,适用于气虚引起的产后子宫复旧不全。

(2)白参乌骨鸡:白参3克,乌鸡1只,水发香菇20克,水发玉兰片15克,葱花、生姜末、食盐、味精、香油各适量。将白参拣杂,洗净,晒干或烘干,切成饮片或研成细末,备用。将水发香菇、水发玉兰片分别拣洗干净,切成香菇丝、玉兰薄片,待用。将乌鸡宰杀,去毛、头骨及内脏,入沸水锅焯透,用凉水冲洗后,放入盘碗内,将香菇丝、玉兰薄片匀放在乌鸡身周边,加白参饮片或白参细末,浇入乌鸡汤,加葱花、生姜末、食盐、味精,将盘碗放入笼屉,上笼,大火蒸至鸡肉熟烂即成。佐餐,吃鸡肉,饮汤汁,嚼食人参饮片、玉兰薄片、香菇丝。具有补气健脾,摄血固冲的功效,适用于气虚引起的产后子宫复旧不全。

(3)芪归益母鸡:炙黄芪、当归、大枣、益母草各 30 克,子母鸡 1 只,黄酒 100 毫升,食盐、生姜各适量。将黄芪、当归、大枣、益母草洗净,装入纱布袋内,扎紧口。活杀子母鸡,去毛、血及内脏,洗净,置沸水中烫 2 分钟,捞起,切块。再将药袋放入大沙锅内,加清水适量,大火煮 20 分钟,放入鸡块,继续用大火煮 20 分钟,撇去浮沫。加黄酒、食盐、生姜,改小火再煨 40 分钟,起锅后拣去药袋不用。喝汤,吃鸡肉,佐餐食用。每日 3 次。具有益气补血,化瘀止痛的功效,适用于气血两虚型产后子宫复旧不全。

(4)旱莲茅根炖肉:墨旱莲 30 克,白茅根 30 克,猪瘦肉 60 克。将墨旱莲、白茅根洗净,水煎,去渣取汁,加入猪瘦肉,用水 3 碗煎至 1 碗。分 3 次食用,连服 6 日。具有滋阴清热,凉血止血的功效,适用于阴虚内热所致的子宫复旧不全。

(5)归芪蛋:当归 15 克,黄芪 15 克,红糖 30 克,鸡蛋 2 枚。将当归、黄芪分别拣杂洗洗干净,晒干或烘干,切片,放入纱布袋,扎紧袋口,放入沙锅,加 1 000 毫升水,煎煮 40 分钟,取出药袋,滤尽药汁,用小火熬至 500 毫升时,打入鸡蛋,并加红糖,继续煮至蛋熟即可。每日早餐时食用,食蛋饮汤。具有补气健脾,摄血固冲的功效,适用于气虚引起的产后子宫复旧不全。

(6)山楂红糖茶:山楂肉、红糖各适量。水煎取汁,代茶饮,每日 1 剂。具有活血祛瘀,收敛镇痛,行气导滞的功效,适用于产后子宫复旧不全。

(7)赤豆冬瓜皮茶:赤小豆 20 克,冬瓜皮 10 克。将赤小豆、冬瓜皮洗净,水煎成 500 毫升,代茶饮,频服。连服 5 日。具有清热凉血止血的功效,适用于血热所致的子宫复旧不全。

(8)山楂当归茶:山楂 30 克,当归 15 克,红糖 20 克。水煎取汁,代茶饮。具有收缩子宫,活血祛瘀,行气止痛的功效,适用于产后子宫复旧不全。

(9)山楂泽兰益母茶:焦山楂 15 克,泽兰 5 克,益母草 10 克,红糖适量。水煎取汁,每日 1 剂,饭前代茶饮,至恶露尽为止。具有活血祛瘀,生新血,行气止痛的功效,适用于产后子宫复旧不全。

27. 产后腹痛宜用药膳调养

(1)当归烧羊肉:羊瘦肉 500 克,当归 75 克,生姜 750 克,大茴香、桂皮、食盐各适量。将当归、生姜入布袋,用线扎好,与洗净切成块的羊肉一同入锅,加大茴香、桂皮和适量水,小火焖煮至烂熟,去大茴香、桂皮和药袋即成。佐餐食用。每日 1 剂,分 1～2 次温热食。具有散寒补血,温脾健胃,调经散风的功效,适用于虚冷之产后腹痛。

(2)益母草煮鸡蛋:益母草 30 克,鸡蛋 2 个,红糖适量。将益母草洗净,与鸡蛋加水同煮,蛋熟后去壳,放回锅中加红糖再煮 10 分钟。吃蛋,喝汤,连服 1 周。具有散瘀止痛的功效,适用于产后瘀血腹痛。

(3)蜜饯红娘:山楂糕 300 克,淀粉、面粉各 50 克,白糖 150 克,蜂蜜 30 克,植物油 500 克(实耗 50 克)。将淀粉与面粉加水调成糊;山楂糕切成手指粗条放入糊中抓匀,将其逐个下入烧至六七成热的植物油中(不能粘连),炸至黄色时捞出;另锅内加少许水,入白糖、蜂蜜,小火熬至水尽将成丝时,将山楂条倒入,翻炒匀,冷却装瓶。每日 1 剂,分 2～3 次服食。具有活血化瘀,消食化积的功效,适用于血瘀所致产后腹痛。

(4)鱼鳞胶:鲤鱼鳞 200 克。将鲤鱼鳞洗净,加水适量,小火熬成胶冻状。每次 60 克,黄酒冲化温服,每日 2 次。具有祛瘀生新,活血养血的功效,适用于产后之瘀血腹痛。

(5)生姜焦楂茶:生姜3克,焦山楂、红糖各30克。将3味加水适量,水煎取汁,代茶饮,每日1剂,每日2次。具有温通散寒,祛瘀止痛的功效,适用于寒凝血瘀之产后腹痛。

28. 产后四肢抽搐症宜用药膳调养

(1)醋浸木耳:黑木耳30克,醋50克。将黑木耳用醋浸2小时,煮熟即可。每日1剂,分2次吃完。具有补气益血,润燥止痛的功效,适用于产后四肢抽搐症。

(2)霜茄子茶:茶叶3克,经霜茄子1个,红糖20克。水煎取汁,代茶饮,每日2次。具有祛风通络,活血滋养的功效,适用于产后四肢抽搐症。

(3)黄瓜花茶:阴干黄瓜花10克。沸水冲泡,代茶频饮。具有清热养血平肝的功效,适用于产后四肢抽搐症。

(4)黑豆粥:黑豆100克,食盐少许。黑豆加水久煮至烂熟,加食盐调味即可。随意食用。具有活血,利水,祛风,解毒的功效,适用于产后四肢抽搐症。

(5)定风甲鱼汤:甲鱼1只(重约500克),生地黄、生白芍各12克,麦门冬9克,阿胶、生龟版各15克,生牡蛎30克,鸡蛋黄1个,黄酒、食盐各适量。将甲鱼宰杀,去头及内脏,洗净,切块,放入沙锅中;将上述中药放入纱布袋中扎紧,放入甲鱼锅中,加清水适量,置大火上煮沸,移小火炖,待甲鱼肉烂,除去药包。入鸡蛋黄,加食盐、黄酒调味,饮汤,吃甲鱼肉。具有滋阴养血,柔肝熄风的功效,适用于血虚型产后四肢抽搐症。

(6)天麻鲜贝汤:鲜贝30克,天麻、枸杞子、生地黄、龟版、鳖甲、生牡蛎各15克。将上7味药洗净,放入沙锅中,加清水适量,煲汤。每日1剂,饮汤,吃鲜贝。具有补肝肾,益精血,熄风润筋的功效,适用于血虚型产后四肢抽搐症。

(7)十全大补汤:龟1只(重约500克),党参、炙黄芪、炒白术、酒白芍、茯苓各10克,肉桂(去粗皮)3克,生地黄、当归各15克,川芎、炙甘草各6克,生姜3片,大枣5枚。将党参、黄芪、白术、白芍、茯苓、肉桂、生地黄、当归、川芎、甘草锉为细末,每次10克,用布袋包紧;将龟放入盆中倒入热水,使其排尽尿,洗净,剁头、足,除去内脏,与药袋、生姜、枣一起放入沙锅内,加水适量。先用大火煮沸,再用小火慢煮至龟肉熟透即成,拣去药袋。饮汤,吃龟肉。具有补气养血的功效,适用于气血两虚之产后四肢抽搐症。

(8)海鳗头艾叶汤:海鳗鱼头2个,艾叶(干品)100克。将鳗鱼头洗净,与艾叶加水煎煮。食肉,饮汤,每日1剂,分2次服食。具有理气,散寒,祛风的功效,适用于产后四肢抽搐症。

(9)黑豆棉子汤:黑豆60克,棉花子120克,槐子(炒)15克。将3味洗净,放入沙锅中,加水适量煎汤,顿服。每日1剂。具有理血,祛风,解毒的功效,适用于产后四肢抽搐症。

29. 产后血晕宜用药膳调养

(1)黄芪炖乌鸡:乌鸡1只(重约1000克),黄芪50克,食盐适量。将乌鸡去毛及内脏,留肝、肾,洗净;将黄芪洗净,切片,放鸡腹内,加水适量,隔水蒸烂,加食盐调味。佐餐食用。具有益气养血,滋补肝肾的功效,适用于血虚气脱型产后血晕。

(2)天麻炖鸡:母鸡1只,天麻10~15克,食盐适量。将母鸡去毛及内脏,洗净;再将天麻洗净,切片,放置鸡腹内。将鸡放入沙锅中,加清水适量炖煮,煮至鸡肉熟烂,放入食盐调味即可,食鸡肉,饮汤。具有熄风定眩的功效,适用于产后血虚头晕。

(3)黄芪茶:黄芪90克,黄酒、米醋各50毫升。将黄芪放入沙锅中,加入黄酒和米醋,加适量清水同煎,取汁去渣。每日1剂,分

2次服。具有益气固脱的功效,适用于血虚气脱之产后血晕。

(4)生脉茶:人参、麦门冬各10克,五味子6克,红糖适量。将人参切薄片,与麦门冬、五味子、红糖同煮30分钟,取汁去渣。每日1剂,1次或分次服。具有益气敛阴,生脉固脱的功效,适用于气阴亏虚之产后血晕。

(5)五味子参枣茶:五味子30克,人参9克,大枣10枚。水煎共煮。取药汁加红糖适量,代茶饮,每日1剂。具有益气固脱的功效,适用于血虚气脱型产后血晕。

(6)佛手延胡索山楂茶:佛手、延胡索各6克,山楂10克。将以上3味水煎,取汁去渣,代茶饮,每日1剂。具有行血逐瘀的功效,适用于血瘀气闭型产后血晕。

(7)丹参益母茶:丹参、益母草各60克,红糖适量。将3味放入沙锅中,加适量水同煮,取汁去渣,每日1剂,代茶饮。具有活血化瘀的功效,适用于瘀阻气闭之产后血晕。

(8)黑神茶:黑豆60克,熟地黄15克,肉桂3克,当归、炮生姜、炙甘草、赤芍、蒲黄各12克,红糖60克。将蒲黄用白布袋装好扎紧,与余药同放入沙锅内,加水适量煎煮,取汁去渣,每日1剂,代茶饮。具有活血化瘀的功效,适用于瘀阻气闭之产后血晕。

(9)百合大米鸡:母鸡1只,百合60克,大米60克,生姜、白胡椒、食盐、酱油各少许。将鸡宰杀后去净毛与内脏;大米、百合洗净后放入鸡腹中,缝合;加生姜、白胡椒、食盐、酱油,煮熟即可。开鸡腹取百合、大米做饭,并饮汤吃肉。具有补气养血,健脾养心的功效,适用于产后血晕。

30. 产后发热宜用药膳调养

(1)鸡油烩油菜:油菜心250克,鸡油50克,鲜蘑菇100克,花生油、味精各适量。油菜、蘑菇洗净,油菜从根部剖"十"字后撕成4条;灼锅内鸡油烧至八成熟,推入菜心煸炒数十下,加水少许,放入蘑菇,盖上锅盖,用旺火炖3分钟,再加花生油、味精,淋上鸡油少许,佐餐食用。具有健脾开胃,补益强身,适用于体虚之产后发热。

(2)归芪蒸鸡:嫩母鸡1只(重约1500克),炙黄芪100克,当归20克,葱段、生姜片、鲜汤、黄酒、食盐、味精、胡椒粉各适量。母鸡洗净,于沸水内焯透捞出,放凉水内洗净,沥水;当归洗净,切成小块,同黄芪由鸡裆部装入腹内,鸡置盆中(腹部向上),摆上葱段、生姜片,加鲜汤、黄酒、胡椒粉,用湿绵纸封盆口后,上笼蒸约2小时取出,去纸、葱、生姜,加食盐、味精调味,佐餐食用。具有补气生血,适用于血虚之产后发热。

(3)虫草炖蛏干:冬虫夏草30克,蛏干60克。将冬虫夏草冷水浸泡片刻后略洗,与蛏干同放炖罐中,加水750毫升,用绵纸封于炖罐口,再加上盖,使气味不外散,炖3小时,佐餐食用。具有滋阴、清热、除烦,适用于虚损之产后发热。

(4)益母草茶叶蛋:茶叶5克,益母草60克,鸡蛋10枚,食盐、黄酒、大茴香各适量。将鸡蛋洗净后与茶叶、益母草、食盐、黄酒、大茴香同置锅中煎煮;待鸡蛋刚熟时,用勺子将蛋壳轻轻敲破,然后再小火慢煮2小时,以使汁液入味,吃蛋,每日2~3个。具有益气补血,滋阴利肾,活血化瘀的功效,适用于产后发热。

(5)毛冬青煲猪脚:毛冬青100~150克,猪脚2只(重约300克),食盐适量。毛冬青洗净;猪脚去毛、蹄甲,洗净,斩件,在热水中煮10分钟,捞起。将上料一起放入锅内,加水6碗,大火煮沸后,改用小火慢煲1~2小时,猪脚煮烂后,加入食盐调味即可。食肉饮汤,每日2~3次,20日为1个疗程,每个疗程可间隔5~7日。具有清热活血,舒筋活络的功效,适用于产后发热。

(6)桃仁莲藕炖猪骨:桃仁10克,莲藕250克,猪骨500克。桃仁去皮,莲藕洗净、切片,猪骨洗净切块,共放煲内,加水500毫升煮汤,先大火煲开,再小火慢熬1~2小时。佐餐食用,每日1次,可连服3~7日。具有活血化瘀,补血的功效,适用于血虚血瘀之产后发热。

(7)地丁败酱茶:紫花地丁、蒲公英、败酱草各30克,红糖适量。前3味加水500毫升,煎取400毫升,加红糖代茶饮。每日2次,每次200毫升。具有清热解毒的功效,适用于产后感染发热。

(8)荆芥苏叶茶:绿茶、荆芥、紫苏叶各6克,生姜(洗净切片)2克,冰糖25克。将绿茶、荆芥、紫苏叶、生姜同放入锅中,加水约500克,小火煮沸约5分钟,取汁,其渣再加水复煎,两次共取药汤约500毫升,用双层纱布过滤,装入碗内;然后将冰糖加50毫升水煮沸溶化后对入药液内,趁热饮服。具有疏风散寒解表的功效,适用于产后发热。

(9)金银花蒲公英茶:金银花、蒲公英各30克,薄荷10克,白糖适量。将金银花、蒲公英一同加水500毫升,煎煮20分钟,再加入薄荷煮5分钟,去渣取汁,加入白糖,代茶饮。每日3~4次,连服3日。具有清热解毒,凉血化瘀的功效,适用于温热火毒之产后发热。

31. 产后自汗、盗汗宜用药膳调养

(1)贝母甲鱼:甲鱼1只,川贝母5克,鲜鸡汤1000毫升,食盐、黄酒、花椒、生姜、葱各适量。将甲鱼切块,放蒸钵中,加入贝母、食盐、黄酒、花椒、生姜、葱,上笼蒸1小时,趁热佐餐食用。具有养阴清热的功效,适用于阴虚型产后盗汗。

(2)贻贝浮小麦煲:贻贝、浮小麦各等份。将贻贝、浮小麦洗净,放入沙锅中同煮至贻贝熟烂,每日早晚佐餐食用。具有滋阴补血敛汗的功效,适用于阴虚型产后盗汗。

(3)酿羊肚:羊肚1个,糯米60克,大枣5枚。羊肚洗净,糯米用水浸透。把糯米与大枣同放羊肚内,缝好口,放盆内隔水炖熟。食时切开羊肚,调味即可,佐餐食用。具有补益脾肺,固表止汗的功效,适用于气虚型产后自汗。

(4)蒸鳝鱼猪肉:黄鳝 250 克,猪肉 100 克,食盐、酱油、黄酒、葱、生姜各适量。剖黄鳝,洗净,与猪肉均切成片,同放碗中,加食盐、酱油、黄酒、葱、生姜拌匀,上笼蒸熟,早晚餐温热食用。具有益气补血的功效,适用于气血亏虚之产后自汗、盗汗。

(5)糯稻根大枣茶:糯稻根 50 克,大枣 50 克。将 2 味加水煎汤,代茶频饮,每日 1 剂,连服 4~5 日。具有敛汗止汗的功效,适用于产后汗出。

(6)产后止汗茶:糯稻根、浮小麦各 30 克,煅牡蛎 20 克,黄芪 15 克。水煎取汁,代茶温服。具有养心益胃,固表止汗的功效,适用于产后自汗、盗汗。

(7)盗汗茶:黑豆衣、生黄芪、浮小麦各 9 克,大枣 7 枚。将上药煎汤,取汁去渣,代茶饮。每日 1 剂,分 2 次,温服。具有益气敛汗,调和营卫的功效,适用于产后自汗、盗汗。

(8)乌梅玉米心茶:玉米心 30 克,乌梅 5 克,红糖适量。将玉米心切碎,与乌梅一并水煎取汁,加红糖调味,代茶频饮。具有益气生津,敛阴止汗的功效,适用于产后自汗、盗汗。

(9)甘蔗叶浮小麦:甘蔗叶 100 克,浮小麦 30 克。将甘蔗叶洗净,切碎放入沙锅中,浮小麦用小火炒黄放入甘蔗叶锅中,加水适量,煎沸 15~20 分钟,去渣取汁,代茶饮。具有清热养阴,生津止汗的功效,适用于阴虚型产后盗汗。

32. 产后身痛宜用药膳调养

(1)黄芪桂枝五物鸡:雄乌鸡 1 只(500 克左右),黄芪 30 克,桂枝、白芍各 9 克,生姜 3 片,大枣 6 枚,黄酒、食盐各适量。将雄乌鸡去毛及内脏,洗净;将上5味中药洗净,装入鸡腹内。然后将鸡放入盆中,加黄酒,放锅中隔水炖。炖熟后去中药渣不用,放入食盐调味即可,佐餐食用。具有补益气血,温经通络的功效,适用于产后气血亏虚之产后身痛。

(2)五加皮炖猪瘦肉:五加皮15克,猪瘦肉150~200克。五加皮清水稍泡,猪瘦肉洗净、切块,同置瓦锅内,加水适量,隔水炖煮至肉酥烂即可,吃肉,喝汤。具有祛风除湿,滋补阴血的功效,适用于风寒湿型产后身痛。

(3)附片蒸狗肉:狗肉100克,制附片30克,黄酒、熟猪油、葱段、生姜片、鲜汤各适量。将狗肉刮洗干净,整块随冷水下锅煮熟,切成肉块。取大碗1个,放入狗肉、制附片、黄酒、熟猪油、葱段、生姜片、鲜汤,隔水蒸3个小时,至狗肉酥烂即可,佐餐食用。具有温经散寒,壮骨活血的功效,适用于风寒湿型产后身痛。

(4)海马大枣炖羊肉:羊肉250克,海马10克,大枣5个,生姜6片,食盐适量。海马、大枣(去核)、生姜洗净;羊肉洗净,切块,放至沸水中拖去膻味。把全部用料放入炖盅,加沸水适量,盖好盅盖,隔开水小火炖2~3小时,加食盐调味即可,佐餐食用,饮汤吃肉。具有温肾壮阳,补益气血的功效,适用于肾虚型产后身痛。

(5)玉竹淮山药兔肉煲:兔肉250克,玉竹、淮山药各30克,大枣4枚,食盐适量。玉竹、淮山药、大枣(去核)洗净;兔肉洗净,切块。把全部用料放入锅,加清水适量,大火煮沸后,改小火煲2小时,加食盐调味即可,佐餐食用,饮汤吃肉。具有养阴柔筋的功效,适用于血虚型产后身痛。

(6)龙凤煲:乌梢蛇250克,鸡肉100克,巴戟天30克,生姜4片,湿淀粉、生姜、黄酒、植物油、食盐各适量。巴戟天洗净;鸡肉洗净,切丝,用调味料腌好;生姜洗净,切丝;湿淀粉调成糊状;乌梢蛇活杀,去头、皮及内脏,用沸水煮10分钟,取出拆肉,撕成丝状,用生姜、黄酒、植物油略爆炒,除去腥味,蛇骨放入布袋内缝好。把巴戟天、蛇骨一起放入锅,加清水适量,大火煮沸后,改小火煲1小时,去渣取汤,然后放入鸡肉丝、蛇肉丝、生姜丝再煲10分钟,调入湿淀粉糊,煲沸,加食盐调味即可,佐餐食用,饮汤吃肉。具有补肾益精,祛风通络的功效,适用于肾虚型及风寒湿型产后身痛。

(7)山楂益母草茶:焦山楂、益母草各30克,桃仁、红花各5克,大黄、当归、姜炭各10克,甘草6克,红糖适量。前8味水煎取汁,调入红糖,空腹代茶饮。每日1剂,每日2次。具有活血化瘀,通经止痛,生新血的功效,适用于产后身痛。

(8)山楂香附茶:山楂30克,香附15克。2味药加水,浓煎取汁,代茶饮,顿服。具有活血祛瘀,行气止痛的功效,适用于产后身痛。

33. 产后头痛宜用药膳调养

(1)黄芪当归炖母鸡:黄芪100克,当归50克,母鸡1只。母鸡宰杀后去内脏,洗净,切块;黄芪、当归放入鸡腹内,将鸡放炖盅内,加入适量食盐、料酒及水,放锅内隔水用大火烧沸,转用小火炖熟透,分次吃肉喝汤。具有补血益气的功效,适用于产后头痛。

(2)川芎蛋:川芎6~9克,鸡蛋2个,大葱5根。川芎、大葱水煎取汁,备用。鸡蛋熟后去壳,再加入药汁煮片刻,吃蛋喝汤。每日1次,连服数日。具有祛风散寒的功效,适用于产后头痛。

34. 产后咳喘宜用药膳调养

(1)仙茅根炖猪肺:干仙茅根30克,猪肺200克,食盐、味精各适量。将猪肺气管套在自来水龙头上,冲尽肺叶中的血液,成白色后倒去水,放入冷水锅内烧开后捞出洗净,再放入开水锅,煮至五成烂时捞出,剔去肺小管,切成片,与仙茅根一同放入沙锅中,加水适量,用大火烧开后转用小火炖煮 2 小时,加入食盐、味精调味即可。佐餐食用。具有滋阴清肺的功效,适用于肺虚之产后咳喘。

(2)北杏炖雪梨:北杏 10 个,雪梨 1 个,白糖 30～50 克。将北杏、雪梨、白糖同放入炖盅内,加清水半碗,隔水炖 1 小时。每日 2 次,食雪梨,饮汤。具有清热润肺,化痰止咳的功效,适用于阴虚之产后咳喘。

(3)核桃人参茶:核桃肉、人参各 6 克。水煎取汁,代茶饮,顿服。具有滋阴益气的功效,适用于产后咳喘。

(4)苏子人参茶:紫苏子 15～20 克,人参 9 克。紫苏子水煎汁 1 碗,人参另炖,二者混合代茶饮,顿服。具有滋阴益气的功效,适用于产后咳喘。

(5)百部桔梗茶:百部、桔梗各 6 克,桑白皮 12 克,百合、茯苓各 8 克。水煎取汁,代茶饮,每日 1 剂。具有滋阴清肺的功效,适用于肺燥之产后咳喘。

(6)当归川芎红花茶:当归 8 克,川芎、红花各 6 克,桃仁、杏仁、延胡索各 10 克,川贝母 4 克。水煎取汁,代茶饮,每日 1 剂,早晚分服。具有化瘀止咳的功效,适用于产后咳喘。

(7)双仁生姜茶:杏仁 15 克,桃仁、生姜各 12 克,红糖适量。将前 3 味捣烂,加入红糖,加水适量,煎汁。每日 1 剂,温服。具有化瘀活血,宣肺止咳的功效,适用于产后咳喘。

(8)杏橘生姜茶:红茶、橘皮各 2 克,生姜 3 片,杏仁(打碎)3 克,红糖适量。将 5 味放入茶杯中,以沸水冲泡 10 分钟即可,代茶饮用。具有散寒止咳的功效,适用于外感风寒之产后咳喘。

(9)二母粥:知母、贝母、茯苓、党参、桃仁各 3 克,大米 50 克,红糖适量。将 5 味中药水煎,取汁去渣,加入洗净的大米煮粥,粥成后调入红糖即可,早晚餐温热食用。具有理气活血,宣肺止咳的功效,适用于产后恶露上攻、肺气不宣、上逆而咳。

35. 产后排尿异常宜用药膳调养

(1)巴戟核桃炖猪腰:巴戟天 24 克,核桃肉 30 克,猪腰 2 个(重约 150 克)。将猪腰洗净,切开去脂膜,切片;其余用料洗净。将全部用料放入炖盅,加沸水适量,炖盅加盖,小火隔水炖 2 小时,加食盐调味即可。具有补肾温阳,化气行水的功效,适用于产后小便不通属肾阳虚者。阴虚内热者忌用;痰热咳嗽或脾虚便溏者不宜服用。

(2)海蜇莴苣丝:莴苣 250 克,海蜇皮 150 克,芝麻酱 30 克,香油、白糖、食盐、味精各适量。莴苣去皮,切细丝,盐渍 20 分钟,挤干水分;海蜇皮洗净切丝,用凉水淋冲沥水;二者相合,调入芝麻酱、香油、白糖、食盐、味精拌匀,佐餐食用。具有利尿通乳补虚的功效,适用于产后小便不利。

(3)杜仲鹌鹑煲:杜仲、牛膝、枸杞子各 12 克,肉桂末 1.2 克,鹌鹑 2 只,食盐、生姜、葱各少许。将鹌鹑宰杀,去毛及内脏,洗净;将杜仲、牛膝、枸杞子放入纱布袋内,扎紧口,与鹌鹑一起放入锅中,加水煮熟,放入肉桂末及其他调料,去除药袋即可,食肉,饮汤。具有温补肾阳的功效,适用于肾阳不足之产后尿潴留。

(4)清炖鲫鱼:鲫鱼 1 条(重约 250 克),笋肉 25 克,水发香菇 5 只,黄酒、食盐、胡椒粉、葱、生姜各适量。笋肉、香菇分别洗净,切片;鲫鱼去鳃、肠杂及鳞,用黄酒、食盐、胡椒粉腌渍 20 分钟,取出置碗内,鱼身中间摆放香菇片,两头平列笋片,加黄酒少许、葱段、生姜片。放入蒸笼中蒸 1.5~2 个小时,至鱼熟烂,拣去葱、生姜,佐餐温热食用。具有补气利水消肿的功效,适用于气虚之产后小便不利。

(5)莲子糯米鲤鱼煲:鲤鱼 1 条(重约 500 克),莲子(去心)、糯米各 30 克,生姜 4 片,胡椒粉适量。莲子、生姜洗净;糯米洗净,用清水浸软;鲤鱼活宰,去鳞、鳃、肠杂。将莲子、糯米放入鱼肚,下油锅用姜爆香,取出,连姜一起放入炖盅,加沸水适量,盖好盅盖,隔水小火炖2～3小时,下胡椒粉调味即可。饮汤食肉。具有健脾利水的功效,适用于产后小便不利。

(6)白及炖猪小肚:白及、凤凰衣、桑螵蛸各10克,猪小肚1个。将猪小肚洗净,余药入内,扎口,煮烂即可,佐餐食用。具有补肾缩尿,适用于产后小便不利。

(7)鲤鱼鳞酥:鲤鱼鳞50克,植物油、生姜、醋、食盐各适量。鲤鱼鳞用植物油炸酥,加生姜、醋、食盐调味。佐餐食用。具有补气固脬的功效,适用于产伤所致产后小便自遗。

(8)肉桂炒腰花:猪腰2个,肉桂3克,食盐、酱油、生粉、白糖各适量。将猪腰洗净,剖开,去白膜,切成薄片,用食盐、酱油、生粉、白糖拌匀,腌制10分钟;肉桂研成细末。起油锅,下猪腰炒香,入清水少许,加盖煮至刚熟,再下肉桂末炒匀即可,随量食用。具有补肾祛寒止痛的功效,适用于产后小便频数属寒者。

(9)苏叶枳壳木通茶:紫苏叶、枳壳、木通、陈皮各6克。水煎取汁,代茶饮,每日1剂。具有利尿的功效,适用于产后小便不利。

36. 产后便秘宜用药膳调养

(1)木耳海参煲猪大肠:黑木耳30克,海参20～30克,猪大肠150克。猪大肠洗净后切小段,将海参、黑木耳与猪大肠段一起放入锅同煮,熟后加入食盐、味精调味即可,佐餐食用。具有滋阴补血,润燥滑肠的功效,适用于产后便秘。

(2)冰糖炖香蕉:香蕉2～3只,冰糖适量。将香蕉去皮,加冰糖隔水炖熟。每日1～2次,连服4～5日。具有清热养阴,润肠通便的功效,适用于阴虚之产后便秘。便秘兼有糖尿病、胃与十二指肠溃疡、胃酸过多者不宜食用。

(3)柏子仁炖猪心:柏子仁15克,猪心1个。将猪心洗净,与柏子仁隔水炖熟烂即可,佐餐温热食用。每3日1次。具有养心润肠的功效,适用于产后肠燥便秘。

(4)菠菜猪肝:菠菜250克,猪肝100克。菠菜洗净,去根,切小段;猪肝洗净,切薄片,用食盐、料酒、生粉各适量拌匀,腌制10分钟。锅内放清水1小碗,煮沸后,放入菠菜、适量植物油、食盐,煮至菠菜刚熟,再放入猪肝煮至熟透即可,随量饮用。具有滋阴养血,润肠通便的功效,适用于产后便秘。

(5)豆苗豆腐:豆腐、豌豆苗各500克。水煮沸后,把豆腐切块下锅,煮沸后下豌豆苗,烫熟即起锅,切勿久煮,佐餐食用。具有补气,通便,减肥的功效,适用于气虚之产后便秘。

(6)当归炖鸡:母鸡1只,当归30克,醪糟汁60毫升,生姜、葱、食盐、胡椒粉各适量。将鸡去毛及内脏,洗净;当归洗去浮灰。将鸡放入沙锅内,同时加水、醪糟汁、当归、生姜、葱、食盐,盖严锅口,先在大火上烧沸,再用小火炖3小时,出锅时撒上胡椒粉,佐餐食用。具有补气养血,润肠的功效,适用于产后便秘。

(7)松萝茶:松萝茶9克,白糖30克。锅中加水1.5碗,放入松萝茶煎至1碗,调入白糖,代茶饮。具有清热,润肠通便的功效,适用于产后便秘。

(8)白萝卜蜂蜜饮:白萝卜100克,蜂蜜适量。将白萝卜用凉水洗净,切碎捣烂,置消毒纱布中挤汁,调入蜂蜜即可,代茶饮,每日1次。具有润肠通便的功效,适用于产后便秘。

(9)桑椹五味子茶:桑椹、蜂蜜各30克,五味子10克。桑椹、五味子洗净,放入沙锅,加清水2小碗,大火煮沸后,小火煮至1小碗,离火,降温至30℃~40℃后去药渣。用2层纱布过滤后,加入蜂蜜调匀即可,代茶饮,每日1次。具有生津敛汗,润肠通便的功效,适用于产后便秘。

37. 产后腹泻宜用药膳调养

(1)小蒜蛋:小蒜 120 克,鸡蛋 2 个。将小蒜洗净,切碎,与鸡蛋同煎即可,佐餐食用。具有温中止泻的功效,适用于产后腹泻。

(2)胡椒红糖茶:茶叶(炒焦)3 克,红糖(炒焦)15 克,胡椒(研细末)1.5 克。沸水冲调。不拘时温饮。每日 1~2 剂。具有温中,化滞,止痢的功效,适用于产后腹泻。

(3)山楂姜糖茶:炒山楂 30 克,生姜 3 片,红糖 15 克。水煎取汁,代茶饮。具有消食止泻的功效,适用于产后腹泻。

(4)焦山楂红糖茶:红茶 3 克,焦山楂 10 克,红糖适量。水煎取汁。分 3 次饭前代茶饮,每日 1 剂,连服 3~4 天。可加 1~2 片生姜同用。具有消食和中的功效,适用于产后腹泻。

(5)山楂建曲谷芽茶:茶叶 3 克,焦山楂、建曲、谷芽各 8 克。沸水冲泡或煎汤,代茶饮。具有消食积、散瘀滞、健脾胃,助消化的功效,适用于产后腹泻。

(6)干姜茶:绿茶 6 克,干姜末 3 克。以沸水冲泡盖浸 10 分钟,代茶频饮。具有温中散寒祛湿的功效,适用于产后腹泻。

(7)加味参苓粥:人参 3~5 克(或党参 15 克),茯苓 15 克,薏苡仁 30 克,砂仁 2 克,白术 9 克,生姜片 3 片,大米 100 克。砂仁研末;人参或党参、茯苓、薏苡仁、白术、生姜片煎煮,取汁去渣,与砂仁末、大米共煮为稀粥。每日早晚空腹温热食用。具有健脾益气,和胃止泻的功效,适用于产后脾胃虚弱所致泄泻、食欲缺乏、神疲倦怠等。

(8)银花莲子粥:金银花 15 克,莲子 10 克,大米 50~100 克,白糖适量。将金银花煎取药汁,去渣。用药汁加适量清水,与莲子、大米共煮粥,粥成后加入白糖调味即可,温热食用。每日 2 次。具有清热祛湿的功效,适用于产后泄泻。

38. 产后失眠宜用药膳调养

(1)乌灵参炖鸡:鸡1只,乌灵参100克,酒、生姜、葱、食盐各适量。乌灵参用温水浸泡4~8小时,洗净,切片,放入鸡腹内。再将鸡放入沙锅内,清水淹过鸡体,放入酒、生姜、葱,大火烧沸后,改小火清炖,待鸡熟后,加食盐即可,食肉,饮汤。每日2次。具有补气健脾,养心安神的功效,适用于心脾两虚之产后失眠。

(2)柏子仁炖猪心:柏子仁10克,猪心1个,食盐少许。将猪心洗净,剖开,放入柏子仁,置于沙锅内,加水适量,小火炖熟,加食盐调味即可,饮汤,食猪心。每日1剂。具有补血养心安神的功效,适用于心血不足之产后失眠。

(3)桂圆煮鸡蛋:桂圆肉30克,鸡蛋1个,红糖少许。将桂圆肉、鸡蛋同放入锅中,加水适量,共煮至蛋熟。然后取出鸡蛋去壳后放入锅中再煮10分钟,放入红糖调味即可。食蛋饮汤,每日2次。具有养血安神,补益心脾的功效,适用于产后失眠。

(4)桑椹酸枣仁茶:桑椹20克,酸枣仁5克。水煎取汁,代茶饮,每日1剂。具有养血固脱的功效,适用于产后失眠。

(5)合欢夜交茶:夜交藤30克,合欢皮30克,大枣10枚。水煎取汁,代茶饮,每日1剂。具有疏肝宁心的功效,适用于产后失眠。

(6)疏肝宁心茶:合欢皮、夜交藤、茯苓、当归各12克,柴胡、郁金、炒酸枣仁、远志各9克,炒白术、炒白芍各10克,磁石(先煎)15克。水煎取汁,代茶饮,每日1剂。具有疏肝宁心的功效,适用于产后失眠。

(7)龙胆莲心茶:竹茹15克,龙胆草、莲子心各6克,红糖适量。将龙胆草切细,与竹茹、莲子心放入大茶缸中,冲放沸水,浸泡15分钟,再入红糖调味即可。随饮随加水,直到味淡色清为止。

代茶饮,每日 1 剂。具有清热降火,安神的功效,适用于肝郁化火之产后失眠。

(8)脑清茶:炒决明子 250 克,菊花、合欢花、橘饼、何首乌、五味子各 20 克,麦门冬、枸杞子、桂圆肉各 60 克,桑椹(黑者)120克。上述中药共为细末,开水冲泡取汁,代茶饮。每日 2 次,每次 15 克。具有清肝解郁,养心安神的功效,适用于肝郁之产后失眠。

(9)养血安神茶:炙黄芪、党参、茯苓、柏子仁、麦门冬各 10 克,当归 8 克,川芎 6 克,五味子 3 克,龙齿(先煎)30 克,炙甘草 5 克,生姜 2 片。水煎取汁,代茶饮,每日 1 剂。具有养血安神的功效,适用于产后失眠。